よくある疑問に
サラリと答える！

ここからはじめる
抗凝固療法

［編著］溝渕 正寛　野﨑 歩
［著］堀内 望　奥川 寛

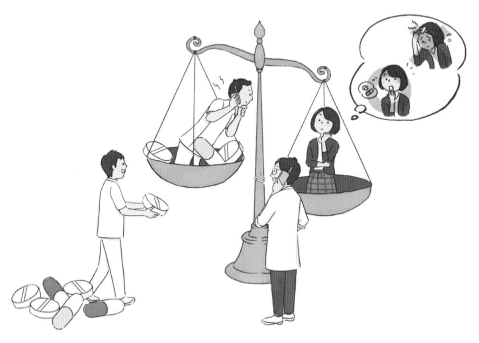

じほう

はじめに

　抗凝固療法の目的は，究極的に「血栓塞栓症の予防」です。その最たるものが，脳梗塞や静脈血栓塞栓症といった重篤な疾患です。その予防効果は科学的に確立しており，そのことは疑いようがありません。ところが抗凝固療法は，日常生活のなかで「目に見えてわかる」効果がないばかりか，「いつまで治療すればいい」というゴールも見えないのです。時には出血といった問題が生じ，他の合併症や疾患との兼ね合いで治療の継続が難しくなることもあります。

　このゴールの見えないマラソンのような治療をひたすら続けて行くことの難しさを，医療従事者は本当に自覚しているのでしょうか？　個々の患者さんにはそれぞれの生活があり，人生があります。そのなかで抗凝固療法という一つの治療がその患者さんの人生に占める割合は決して大きくはないはずですが，われわれはそれがあたかも人生における最優先事項のように指導しがちです。しかし，相手を理解しない一方通行のコミュニケーションは確実に破綻しますし，最終的に抗凝固療法による恩恵を享受できない患者さんの不利益となります。

　本書は，医療従事者側のロジックと患者さん側のロジックの間に横たわる暗くて深い川に橋渡しをして，より安全で確実な抗凝固療法を継続するための一助とするための入門書として執筆しました。エビデンスやガイドラインに基づくのは当然ですが，実臨床ではそれだけでは解決できない問題が日々発生します。本書では，われわれが抗凝固療法にまつわるさまざまな問題にどのように悩み，考え，実践しているのかを提示し，読者の皆さんが「自分ならどうするか？」という当事者目線で考えていただくことを目指しています。結果として，時には合理的な結論にならないこともあるでしょう。それが臨床の難しさであり，面白さともいえます。

　単なる知識の獲得ではなく，抗凝固療法の臨床現場における問題解決プロセスの考え方を身につけていただくことこそが本書の最大の目標です。抗凝固療法の必要な患者さんにとって本書が真の利益となることを願っています。

2019年12月

京都桂病院心臓血管センター・内科

溝渕　正寛

内服の抗凝固薬は長い間，ワルファリンしかありませんでしたが，近年は異なる作用機序をもつ種々の抗凝固薬が加わり，その管理はより複雑になっています。しかし，基本的に考えることは同じで，報告されている各々の抗凝固効果や有害事象と患者さんの現状を照らしあわせて，どのように抗凝固療法を実践していくのかということに変わりはありません。

　われわれはこれまで数多くの抗凝固療法に関わってきました。薬剤師として最優先してきたことは，エビデンスに基づいた薬物治療を提案することです。しかし，実際の臨床現場では，過去の報告からだけでは明確な答えを導き出せないことも多々あります。そんなとき，決断へと導いてくれたものは自己の経験と同僚の医療従事者からの助言でした。病状や患者さんを取り巻く環境はそのときどきに応じて異なり，われわれはその一人ひとりの症例と丁寧に向き合い，経験を積み重ねてきました。この本のなかにはエビデンスに基づいた情報はもちろんですが，そのような日々患者さんに関わるなかで発見した気づきや経験から学んだことも書かれています。特に，はじめて抗凝固療法を実践していくうえでもう少し知りたいエッセンスを，より具体的にわかりやすくまとめることを心がけました。皆さんの日々の業務のなかの痒いところに手を届かせてくれる，そんな本になったのではないかと思います。

　薬を処方できるのは医師のみですが，処方前の最適な処方作成への支援や処方後のアドヒアランスを高めるための支援，また有害事象を最小限にとどめるための支援など，医師以外の医療従事者にもできる患者支援は少なくありません。われわれの考え方や経験を少しでも多くの方々に共有していただき，皆さんが関わる日々の抗凝固療法にこの本がお役に立てれば幸いです。

2019年12月

京都桂病院薬剤科／同 経営企画室
野﨑 歩

I 押さえておきたい 抗凝固療法のよくある疑問30

2) クリニカルクエスチョン編

II ケースから学ぶ！患者背景に応じた抗凝固療法の最適化

執筆者一覧

● 編著　溝渕 正寛（京都桂病院心臓血管センター・内科）

　　　　野﨑 歩（京都桂病院薬剤科／同 経営企画室）

● 著　　堀内 望（京都桂病院薬剤科）

　　　　奥川 寛（京都桂病院薬剤科）

本書に登場する主な略語一覧

略語	欧文	和文
4F-PCC	4-factor prothrombin complex concentrate	4因子プロトロンビン複合体製剤
ACS	acute coronary syndrome	急性冠症候群
ADL	activities of daily livings	日常生活動作
AF	atrial fibrillation	心房細動
AFL	atrial flutter	心房粗動
APTT	activated partial thromboplastin time	活性化部分トロンボプラスチン時間
Ccr	creatinine clearance	クレアチニンクリアランス
CMB	cerebral microbleeds	微小脳内出血
Cr	creatinine	クレアチニン
CYP	cytochrome P450	チトクロムP450
DAPT	dual antiplatelet therapy	抗血小板薬2剤（併用）
DOAC	direct oral anticoagulant	直接経口抗凝固薬
DVT	deep vein thrombosis	深部静脈血栓症
EMR	endoscopic mucosal resection	内視鏡的粘膜切除術
FDP	fibrin/fibrinogen degradation products	フィブリン／フィブリノゲン分解産物
FFP	fresh frozen plasma	新鮮凍結血漿
HFS	hip fracture surgery	股関節骨折手術
INR	international normalized ratio	国際標準比
IPC	Intermittent pneumatic compression	間欠的空気圧迫法
ISI	International Sensitivity Index	国際感度指数
NETs	neutrophil extracellular traps	好中球細胞外トラップ
LAD	left anterior descending artery	左冠動脈前下行枝
LVEF	left ventricular ejection fraction	左室駆出率
PAI-1	plasminogen activator inhibitor-1	プラスミノゲンアクチベータインヒビター-1
PCI	percutaneous coronary intervention	経皮的冠動脈インターベンション
PIVKA	protein induced by vitamin K absence/antagonist	―
PTE	pulmonary thromboembolism	肺血栓塞栓症
PT	prothrombin time	プロトロンビン時間
PT-INR	international normalized ratio of prothrombin time	プロトロンビン時間－国際標準比
SAPT	single antiplatelet therapy	抗血小板薬1剤
SVG	saphenous vein graft	大伏在静脈グラフト
THA	total hip arthroplasty	人工股関節置換術
TKA	total knee arthroplasty	人工膝関節置換術
TTR	time in therapeutic range	PT-INRが至適範囲内にある期間
VKOR	vitamin K epoxide reductase	ビタミンKエポキシドレダクターゼ
VTE	venous thrombosis	静脈血栓塞栓症

I

押さえておきたい
抗凝固療法の
よくある疑問 30

Q1 抗凝固療法の基本的な 専門用語について教えてください。

A 循環器の分野は専門用語や略語が非常に多く，初めて勉強しようとする人はまずこの問題にあたることをよく聞きます。そして，もれなく抗凝固療法においてもさまざまな専門用語や略語が使われます。また，「あれ，そんな言い方をしたかな？」ということも結構あります。

しかし，それぞれ用語の意味をしっかり押さえておけば必ず臨床に役に立つので，意味を理解して覚えてください。抗凝固療法に携わるなかで特にお目にかかる項目についてまとめます。

抗凝固療法で主に使われる専門用語や略語となると，①適応疾患の名称，②抗凝固薬の名称，③モニタリングに使われる検査項目の3つがあります。

そこで，これら3項目別によく使われる用語について以下に説明しますが，これらは本書のさまざまなところに登場しますので，初めにサラリと読んでもらえるとこの後が読みやすくなるでしょう。

 ## 適応疾患の名称

1. 心房細動（AF）

心房細動（atrial fibrillation；AF）により心房内の血液の流れがよどみ，左心房内に血栓ができやすくなります。血栓形成は，特に左心房の左心耳という"ほら穴"のようになっている部位から始まります。この血栓が剥がれて脳にとび，脳の主要な血管を閉塞してしまうことで脳梗塞が起こります（心原性脳梗塞）。

心原性脳梗塞は，全脳梗塞の約30％に及ぶことがこれまでにわかっています。また，AFのなかでもリウマチ性の僧帽弁狭窄症や人工弁置換術後以外のAFを非弁膜症性心房細動（non-valvular atrial fibrillation）といい，直接経口抗凝固薬（direct oral anticoagulants；DOAC）の適応症としてよく使われます。また，心房粗動はAFL（atrial flutter）と表記され抗凝固療法が行われますが，まったく異なる不整脈なので注意してください。

2. 静脈血栓塞栓症（VTE）

静脈血のうっ滞や血液凝固能の亢進により，静脈に血栓ができる疾患です。静脈血栓塞栓症（venous thromboembolism；VTE）は，血栓のできる場所の違いから肺血栓塞栓症（pulmonary thromboembolism；PTE）と深部静脈血栓症（deep vein thrombosis；DVT）に分けられます。原因はさまざまですが，長時間に及ぶ血流のうっ滞によるものとしてはエコノミークラス症候群が有名で，その他にも手術後の長時間臥床，心不全などがあります。さらに，①血液凝固能の亢進要因として，脱水，がん，エストロゲン製剤の使用，②先天性素因として，プロテインC欠損症，プロテインS欠損症，アンチトロンビンⅢ欠損症——などがあげられます。

抗凝固薬の名称

DOACは以前，新規経口抗凝固薬（novel oral anticoagulants），または非ビタミンK拮抗経口抗凝固薬（non-vitamin K antagonist oral anticoagulant）を略してNOACとよばれていました（ややこしいですね…）。

また，最近では抗血小板薬2剤（dual antiplatelet therapy；DAPT）と抗凝固薬1剤の3剤併用の必要性の是非が臨床の問題として取り上げられることがよくあり，トリプルセラピーという用語もよく使われています。

モニタリングに使われる検査項目

1. プロトロンビン時間（PT）

　クエン酸を添加した血液にカルシウムと組織トロンボプラスチンを加え，フィブリンが析出するまでの時間を測定することで，外因系[a]の凝固活性化機序を反映する検査です。そして，プロトロンビン時間（prothrombin time；PT）の結果の表現方法としてPT-INR[b]が用いられます。PTでは測定装置や測定試薬の組み合わせによって施設間でばらつきが出てしまいますが，PT-INRは国際感度指数（International Sensitivity Index；ISI）による補正をかけて算出されるため，ワルファリン効果判定のメジャーな指標となっています。

2. 活性化部分トロンボプラスチン時間（APTT）

　内因系[c]の凝固活性化機序を反映する検査です。PTと同様に，抗凝固作用が働いていれば反応時間は延長します。活性化部分トロンボプラスチン時間（activated partial thromboplastin time；APTT）は，PTに比べ遅れてワルファリンの効果を反映するためワルファリンのモニタリングには用いませんが，ヘパリンのモニタリングでよく用いられています。DOACの場合は，PTやAPTTの延長が副作用の発現と相関することがありますが，効果を測る指標として用いることはできません。

3. フィブリン/フィブリノゲン分解産物（FDP），D-ダイマー

　フィブリン/フィブリノゲン分解産物（fibrin/fibrinogen degradation products；FDP）がフィブリンとフィブリノゲンの両方が線溶されたものであるのに対して，D-ダイマーはフィブリンのみの溶解産物となります。ほ

---

[a]：血液が血管外に出て組織と混じることにより，第Ⅶ因子から始まる血液凝固の経路
[b]：単にINRと表記されることもある
[c]：血液の異物面との接触により，第Ⅻ因子から始まる血液凝固の経路

とんどの場合，これらは相関して動きます。

4．CHADS₂スコア[1]

　非弁膜症性心房細動による心原性脳梗塞発症のリスクスコアとして代表的な評価方法で，5項目，6点満点の指標です。①心不全（congestive heart failure）1点，②高血圧（hypertension）1点，③年齢（age）≧75歳1点，④糖尿病（diabetes mellitus）1点，⑤以前の脳梗塞/一過性脳虚血発作（stroke/TIA）2点——といった各項目は脳梗塞の発生率を上昇させる因子で，これらが累積すると，さらに脳梗塞が起こりやすくなることが知られています。その他にも，近年は日本人のデータベースから作成された指標も報告されていますが，リスク因子には同様の項目があげられていて，患者背景が重要であることに違いはありません。

5．HAS-BLEDスコア[2]

　抗凝固療法中のAF患者における出血性リスクの評価方法で，7項目からなる9点満点の指標です。項目は，①高血圧〔hypertension（収縮期血圧＞160mmHg）〕1点，②腎/肝機能障害（abnormal renal/liver function）各1点，③脳卒中（stroke）1点，④出血の既往もしくは出血性素因（bleeding or predisposition）1点，⑤不安定なPT-INRのコントロール（labile INR）1点，⑥年齢〔elderly（＞65歳）〕1点，⑦薬剤/アルコール（drugs/alcohol）各1点——からなり，これらは出血リスクを考えるときに注意すべき項目です。

●引用文献
1)　Gage BF, et al : Validation of clinical classification schemes for predicting stroke: results from the National Registry of Atrial Fibrillation. JAMA, 285 : 2864-2870, 2001
2)　Pisters R, et al : A novel user-friendly score（HAS-BLED）to assess 1-year risk of major bleeding in patients with atrial fibrillation: the Euro Heart Survey. Chest, 138 : 1093-1100, 2010

Q2 抗凝固薬と抗血小板薬の使い分けを教えてください。

A 基本原則として，ワルファリンやDOACなどの抗凝固薬はフィブリン血栓に対して使用し，抗血小板薬は血小板血栓に使用します。臨床的には，凝固系異常が原因であれば抗凝固薬，動脈硬化性疾患が原因であれば抗血小板薬と理解しておきましょう。

「同じ血栓なのに，どうして異なる種類の抗血栓治療薬が存在するのか？」という疑問は，患者からもよく聞かれる質問の一つです。それは，血栓が形成されるメカニズムが大きく分けて2つ存在することに関連します。1つは血小板が主体的に関与する血栓，そしてもう1つは凝固因子が主体的に関与する血栓です。ここでは，それぞれのメカニズムと臨床的にどう対応すべきかを解説します。

血小板が関与する血栓（動脈血栓）

血小板が関与するのは，主に動脈の血管内皮障害で形成される血栓です。動脈血栓の形成には一次止血と二次止血という機序があります。一次止血は図1のように血管の内皮に傷がついたときに血小板が集まり，活性化することで起こる止血機序です。この血小板の集積，活性化を抑制する薬剤が抗血小板薬です。このような状況に近い病態は，動脈壁に存在する動脈硬化巣（以下，プラーク）が破綻[a]することにより血栓が一気に形成される状態，す

---

[a]：傷ついた血管内皮が破れること

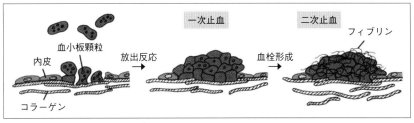

一次止血　二次止血

フィブリン

血小板顆粒　放出反応　血栓形成

内皮

コラーゲン

図1　血栓形成のメカニズム

〔eds by Lakhani SR, et al：Basic Pathology: An introduction to the mechanisms of disease 5th edition. CRC Press, p67, 2016より〕

なわち冠動脈の急性閉塞による心筋梗塞，アテローム血栓性脳梗塞などが代表的です。したがって，造影検査やエコー検査などで主要動脈のプラークが明らかな場合，このような致死的疾患の発生予防❶のために使用されることは理解しやすいと思います。ただ，臨床的にはこれらの疾患が発生した後の再発予防❷や，治療後の合併症予防として用いられるケースのほうが多いでしょう。

特に血管内治療，いわゆるカテーテルインターベンションでは，バルーンの拡張やステントの留置に際して人為的に血管内皮を傷つけることになります。抗血小板薬がなければ，治療後に一次止血の機序が働くことで血小板血栓が形成されてしまいます。カテーテルインターベンションは非常に有効で，広く行われている治療ですが，治療後に血栓塞栓症が発生したのでは何の意味もなく，むしろ有害で，時に致死的となる可能性もあります。これがカテーテルインターベンション後に抗血小板薬の内服が必須となる理由です。

ところで，図1の一次止血は実はまだ止血としては不十分で，二次止血とよばれる補強が必要です。この二次止血のメカニズムに凝固因子が関わるのです。一次止血が，凝固因子の血栓形成（二次止血）のスイッチとなり，フィブリンを形成し止血を補強するのです。さあこうなると混乱しますね。それでは臨床的にはどう対応すべきなのでしょうか？

---

❶：一次予防　　❷：二次予防

I

押さえておきたい抗凝固療法のよくある疑問30

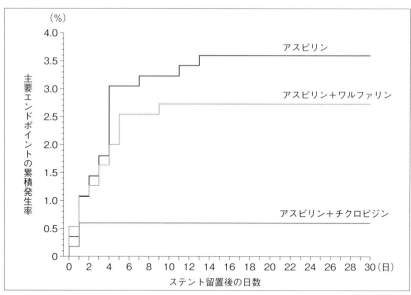

図２　血栓性イベントの累積発生率

〔Leon MB, et al : N Engl J Med, 339 : 1665-1671, 1998より〕

そのヒントとなるデータを示しましょう。図２は冠動脈カテーテルイン
ターベンション後の血栓性イベント抑制のために，①アスピリン単独，②ア
スピリン＋ワルファリンの併用，③アスピリン＋チクロピジンの抗血小板薬
2剤併用——の3群での術後急性期の血栓性イベント発生率を比較したもの
です[1]。①では4％程度，②では多少イベント発生率は減っていますが依然
として高い値を示しています。一方，③では大幅に抑制されていることがわ
かります。

　つまり，動脈血栓形成の予防において臨床的に重要なのは，やはり一次止
血のメカニズムを強力に抑えることだといえそうです。ですから，動脈血栓
の予防にはやはり抗血小板薬が選択されるのですね。

凝固因子が主体的に関与する血栓（フィブリン血栓）

　一方，凝固因子が関与するフィブリン血栓の形成には，古典的ではありますが「Virchowの3徴」という概念が大切です。それはフィブリン血栓の形成には，①血液成分，②血管内皮，③血流の変化（うっ滞）という3つの要因があるというものです。動脈血栓形成において，一次止血の補強ともいうべき二次止血でフィブリンが形成されるのは，この②の障害によって凝固因子のメカニズムが働くからでした。凝固因子は，発見順にⅠ～Ⅷまでの番号がローマ数字で割り当てられています❹。この凝固因子が，何らかのきっかけで連鎖反応，いわゆる凝固カスケードを引き起こし，フィブリンとよばれる網のような物質を形成して最終的にフィブリン血栓を作ります（図1）。では，Virchowの3徴を有する病態としては他にどのようなものがあるでしょうか？

　①の血液成分が大きく関与する代表的な病態には，がんがあげられます。がん患者では，血流中にがん細胞膜由来のマイクロパーティクルが存在し，その膜表面の組織因子（tissue factor；TF）が凝固カスケード（外因性凝固反応）のスイッチを入れることで血栓ができるのです[2]。がん患者で深部静脈血栓症がしばしば認められるのは，このような理由によります。

　③のうっ滞が中心となるのは，いうまでもなく静脈血栓塞栓症（VTE），心房細動（AF）といえそうです。ただ，VTEにしてもAFにしても実際にはこれら①～③の因子すべてが関与しており，血流のうっ滞以外にも内膜面での局所的炎症，それによる接着因子や凝固因子活性化が影響しているのではないかといわれています[3)-5)]。

　ワルファリンやDOACなどの抗凝固薬は，この凝固因子の機能を障害することで，抗凝固効果を発揮します（フィブリン血栓主体のAFのイベント予防効果においてアスピリンに比べいかにワルファリンが有効かは，p.34の

---

❹：Ⅳはカルシウムイオン，Ⅵは欠番

Q10を参照。ワルファリンの威力がよくわかります）。

　動脈硬化性疾患に対しては抗血小板薬，そしてうっ滞や凝固異常などが関与する疾患（AF，弁膜症，深部静脈血栓症など）には抗凝固薬をそれぞれ使うという理解でよいのですが，このような病理学的な背景を大まかに理解しておくことは，判断の難しいケースや多剤併用のケースを考えるうえで大切ですので，ぜひ押さえておいてください。

●引用文献

1）　Leon MB, et al : A clinical trial comparing three antithrombotic-drug regimens after coronary-artery stenting. N Engl J Med, 339 : 1665-1671, 1998

2）　Polgar J, et al : The P-selectin, tissue factor, coagulation triad. J Thromb Haemost, 3 : 1590-1596, 2005

3）　Nakamura Y, et al : Tissue factor expression in atrial endothelia associated with nonvalvular atrial fibrillation: possible involvement in intracardiac thrombogenesis. Thromb Res, 111 : 137-142, 2003

4）　Cai H, et al : Downregulation of endocardial nitric oxide synthase expression and nitric oxide production in atrial fibrillation: potential mechanisms for atrial thrombosis and stroke. Circulation, 106 : 2854-2858, 2002

5）　Kamiyama N : Expression of cell adhesion molecules and the appearance of adherent leukocytes on the left atrial endothelium with atrial fibrillation: rabbit experimental model. Jpn Circ J, 62 : 837-843, 1998

Q3 抗凝固薬（ワルファリン，DOAC）の特徴と使い方を教えてください。

A ワルファリンにせよ，DOACにせよ，適切に使用されれば基本的にその効果に大きな優劣はありません。抗凝固薬をどのように使い分けるかというよりは，患者個別の背景や事情から使用する抗凝固薬は必然的に決定されるという意識をもつことが大事です。

ワルファリンは，抗凝固薬として長年不動の位置を占めていましたが，DOACの登場によりその立場は大きく変化しています。DOAC関連の大規模臨床試験の結果から，薬効についてはワルファリンと同等であることにほぼ疑いはなく，また大出血などのリスクについてもワルファリンに比べ低減することが示され，その扱いやすさから急速に広がりをみせています。

各抗凝固薬にはそれぞれさまざまな特性がありますが，抗凝固薬は患者の病態とともに，患者の心理的，社会的，経済的な背景などの要因もアドヒアランスの観点から重要です。むしろ，これらの背景を考慮すれば，使用する薬剤は必然的に決定されるといっても過言ではありません。

そのうえで，まず絶対的にワルファリンを選択しなければならない場合を確認しておきましょう。それは，①弁膜症性心房細動（リウマチ性弁膜症で，主に狭窄症），②人工弁置換術後，③高度腎機能障害の3つです[1]。これは『心房細動治療（薬物）ガイドライン（2013年改訂版）』にも記載されているとおりで，これらは選択の余地なく現段階でDOACを使用してよいというエビデンスがありません。なお高度腎機能障害は，その定義が各DOACで異なるものの，ダビガトランはクレアチニンクリアランス（Ccr）＜30mL/分，リバーロキサバン，アピキサバン，エドキサバンはCcr＜15mL/分

が禁忌となっていることに注意が必要です。また抗凝固薬のなかでも，わが国において深部静脈血栓症に対して保険適用がないのはダビガトランです。

そのうえで，一般的な非弁膜症性心房細動の場合を考えてみましょう。

抗凝固薬選択の第1段階として，筆者はこれまでの種々のエビデンスから各抗凝固薬の薬効には大きな優劣はないという前提のもと，「適切に内服を継続してもらえるかどうか？」という観点でワルファリンを使用するかDOACを使用するかを決定します。表は抗凝固薬を処方するときに考慮される薬効や副作用以外の要因を比較しています。これによれば，腎機能低下患者への投与とコスト以外はDOACがその処方の扱いやすさにおいて優勢であることは否定できません。ただ，これらの項目の重み付けは患者によって異なるはずです。コストが重要な患者にとってはその他のことはあまり問題にならないかもしれませんし，腎機能障害が高度な場合にはDOACの使用が躊躇されるかもしれません。

DOACを使用することが決まれば，第2段階として「どのDOACを使用するか？」という観点で考えます。ここで初めてDOACの有効性や副作用，使用薬剤との相互作用，投与回数の違いなどを考慮して使用するDOACを決定します（臨床試験データをもとにしたDOACの具体的な特性はp.31のQ9を参照）。ここでも「適切に内服を継続してもらえるかどうか？」という観点が臨床的に重要と考えます。

抗凝固療法は決して短期間の内服を目的としたものではなく，長期にわ

表　抗凝固薬の選択で考慮される要因（薬効，副作用を除く）

	ワルファリン	DOAC
効果発現	遅い（数日）	早い（〜3時間）
用量調節	PT-INRガイドでの投与量調整	低用量の適否判断
相互作用	とても多い	比較的少ない
食事制限	あり	なし
腎機能低下患者への投与	可能	条件つき（禁忌あり）
コスト	安価	高価

たって内服を継続し，究極的には致死的な血栓塞栓症を回避するという"長期のリスク管理"にほかなりません。短期間かつセレクションされた患者を対象に行われた臨床試験の結果は重要ではあるものの，必ずしも処方における決定的な要因になるわけではありません。その患者を取り巻く環境，背景をよく考えた処方こそがまさに"使い分け"といえるでしょう。

●引用文献
1) 日本循環器学会，他：心房細動治療（薬物）ガイドライン（2013年改訂版）．2013

Q4 抗凝固薬の薬物動態(吸収,分布,代謝,排泄)について教えてください。

A 抗凝固薬と臓器を考えるとき,やはり気になるのは肝臓と腎臓の機能です。肝臓は血液凝固因子の生成場所ですし,腎臓の排泄機能はとりわけDOACに大きな影響を与えてくるので,薬剤選択の際には注意する必要があります。

ワルファリン

ワルファリンは医薬品として承認されて以来50年以上の歴史をもつ薬剤なので,薬物動態もかなりわかっています。

代表的な特徴として長い半減期を有しており,諸説ありますがおおむね40時間程度とされています。ただし,ワルファリンの半減期は肝あるいは腎機能障害,加齢による肝臓薬物代謝能の低下などが複雑に関係するため[1],人によってもさまざまです。例えば,年齢では一般的に高齢者のほうが長くなり,肝臓や腎臓の機能低下の程度によっても異なります。さらに治療効果は,半減期の長さだけではなく感受性の違いも影響してくるため,高齢者や肝・腎機能低下患者では凝固能のモニタリングをより慎重に行うことが望ましいでしょう。

1. 吸 収

ワルファリンは,胃および上部小腸から完全に吸収されます。そして,ワルファリンの肝クリアランスは低いため,経口投与した場合の生物学的利用率はほぼ100%です。食事と一緒に摂取しても吸収速度がわずかに低下する

だけで，吸収率には影響しません。また，胎盤関門を通過する[2]ため妊婦には禁忌ですが，母乳への移行はわずか[3]もしくはなく[4]，臨床的な影響はないと考えられます。

2．分　布

　ワルファリンはアルブミン結合性が高いことから，低アルブミン血症患者に対してはワルファリンの治療効果への影響が気になるところです。

　しかし，遊離形ワルファリンは速やかに組織に再分布するため，遊離形薬物濃度の上昇は臨床的に問題にはなりません[5]。例えば，低アルブミン血症を呈するネフローゼ症候群患者では，対照被験者と比較してワルファリン遊離形分率は2倍，血中総濃度で評価した経口クリアランスは3倍の上昇が見かけ上認められるが，抗凝固作用に大きな差はなかったと報告されています[6]。

3．代　謝

　ワルファリンは主として肝細胞に存在するCYP系により酸化され，不活性な水酸化化合物に代謝されます。肝硬変患者のように肝機能が著しく低下した病態では，ワルファリンの肝クリアランスが低下し，抗凝固作用が増加する可能性があるので，要注意です。

4．排　泄

　ワルファリンはそのほとんどが肝臓で代謝され，腎臓から排泄される代謝産物は極めてわずかな抗凝固作用しかもちません。そのため，理論上は腎機能障害患者でもワルファリンの治療効果の著しい変化はありません[2]。

　しかし，保存期腎不全患者や透析患者では，血小板機能不全などの理由から出血傾向が増すことがあるため注意が必要です。

表　DOACの薬物動態

	ダビガトラン	リバーロキサバン	アピキサバン	エドキサバン
半減期（時間）	12〜14	5〜13	5〜15	10〜14
腎排泄率（%）	80	36	27	50
生物学的利用率（%）	3〜7	66〜100	50	62
CYP3A4による代謝	なし	あり	あり	あり

〔Heidbuchel H, et al：Europace, 15：625-651, 2013を参考に作成〕

 DOAC

　DOACの薬物動態について表[7] に示します。DOACとワルファリンを比較した場合の代表的な違いは，①腎排泄率，②短い半減期，③代謝酵素でしょう。DOAC間で違いがあり，またそれぞれ腎排泄機能によってその効果に差が出てきますので，腎機能別に投与量の設定が異なることに要注意です。代謝の面では，ダビガトランはCYP3A4の影響を受けないため相互作用を引き起こす薬剤は比較的少ないですが，その他のDOACはCYP3A4の影響を受けるので併用薬には注意が必要です。

●引用文献

1)　Crooks J, et al：Pharmacokinetics in the elderly. Clin Pharmacokinet, 1：280-296, 1976
2)　Shetty HG, et al：Clinical pharmacokinetic considerations in the control of oral anticoagulant therapy. Clin Pharmacokinet, 16：238-253, 1989
3)　壬生真人，他：母乳中ワルファリン濃度と児の凝固機能について検索しえた1例. 小児科臨床, 51：2156-2160, 1998
4)　Orme ML, et al：May mothers given warfarin breast-feed their infants? Br Med J, 1：1564-1565, 1977
5)　Rolan PE：Plasma protein binding displacement interactions-why are they still regarded as clinically important? Br J Clin Pharmacol, 37：125-128, 1994
6)　Ganeval D, et al：Pharmacokinetics of warfarin in the nephrotic syndrome and effect on vitamin K-dependent clotting factors. Clin Nephrol, 25：75-80. 1986
7)　Heidbuchel H, et al：European Heart Rhythm Association practical guide on the use of new oral anticoagulants in patients with non-valvular atrial fibrillation. Europace, 15：625-651, 2013

Q5 抗凝固療法の適応疾患について教えてください。

A 抗凝固療法を必要とする疾患は，①心房細動（非弁膜症性，弁膜症性），②静脈血栓塞栓症，③人工弁（機械弁）置換術後の3つの病態です。DOAC登場以降は疾患ごとに使用可能な抗凝固薬は異なっており，注意が必要です。"弁膜症性"心房細動の定義もよく確認しておきましょう。

抗凝固療法を必要とする疾患は原則，①心房細動（非弁膜症性，弁膜症性），②静脈血栓塞栓症，③人工弁（機械弁）置換術後の3つの病態です。DOAC登場以前は，いずれの病態においてもワルファリンのみが適応となっていましたが，DOAC登場以降は疾患ごとに使用可能な抗凝固薬は異なっており，注意が必要です。

心房細動

表は2019年時点で，『心房細動治療（薬物）ガイドライン（2013年改訂版)』[1] をもとに使用が推奨されている薬剤をまとめたものです。非弁膜症性

表 適応疾患に応じた抗凝固薬の推奨

		ワルファリン	ダビガトラン	リバーロキサバン	アピキサバン	エドキサバン
心房細動	非弁膜症性	○	○	○	○	○
	弁膜症性（リウマチ性僧帽弁狭窄症）	○	－	－	－	－
静脈血栓塞栓症		○	－	○	○	○
人工弁置換術後		○	－	－	－	－

心房細動はすべての薬剤が使用可能ですが，弁膜症性心房細動については基本的にワルファリンのみが推奨されています。なお，"弁膜症性"とは人工弁置換術後とリウマチ性の僧帽弁狭窄症ととらえればよく，僧帽弁形成術などの僧帽弁修復術後のケースは含まれません。生体弁は基本的に抗血栓性があるため，一般的に抗凝固薬は不要ですが，①心房細動合併，②左心室機能障害，③凝固能亢進，④血栓塞栓症既往——などの血栓塞栓症リスクの高い患者においては抗凝固療法が推奨されています[2]ので，注意が必要です。

静脈血栓塞栓症（VTE）

　静脈血栓塞栓症（VTE）における抗凝固療法についてはワルファリン，DOACともに使用可能ですが，ダビガトランだけが保険適用となっていないことに注意が必要です。また，VTEのなかでも整形外科手術施行患者におけるVTE予防として保険適用となっているのはエドキサバンのみであることにも注意が必要です（p.144のケース⑥を参照）。

人工弁（機械弁）置換術後

　最近は生体弁の長期成績が良好であることや，弁形成手術などの技術の発達により，機械弁に遭遇する機会は以前よりも減少しています。しかし，弁膜症手術の結果，機械弁を植え込まれている患者には，血栓形成の予防のためにワルファリンによる抗凝固療法が必須となります。また機械弁置換術後の患者には，DOACは使用できないことにも注意が必要です。

　2013年に発表されたRE-ALIGNという臨床試験では，機械弁置換術後の血栓塞栓症の予防にダビガトランがワルファリンの代わりに使用できるかを検証しましたが，心房細動の場合よりも高用量を使用したにもかかわらず，ダビガトラン群において血栓塞栓症および出血合併症を増加させる結果となりました[3]。機械弁のようにより血栓性が高い病態では，24時間を通じて効

果が変化しにくいワルファリンのほうが安全なのかもしれません。なお他の
DOACについては同様の試験は行われておらず，ワルファリン以外の選択
肢はありません。

●引用文献

コラム①

心房細動や静脈血栓塞栓症以外に 抗凝固療法を行う場合

　心房細動（AF）や静脈血栓塞栓症ではないにもかかわらず，ワルファリンを使
用している患者に遭遇することがあるかと思います。ここでは代表的なケースを3
つ列挙します。

心房粗動（心房細動が未検出の場合）

　心房粗動（AFL）は，AFに合併することが多い不整脈です。心電図上，下壁誘
導（Ⅱ，Ⅲ，aVF誘導）で，ノコギリのような形の粗動波（鋸歯状波）を呈します。
AFLの患者は，AFが合併していることも多く，たとえAFL単独のケースであって
も，AFの場合に準じて血栓塞栓症リスクに応じた抗凝固療法が推奨されています
（クラスⅡa[a]）[1), 2)]。

慢性心不全

　左室駆出率の低下した慢性心不全は血栓塞栓症を発症しやすいケースがあり，
AFが確認されていなくてもワルファリンが投与されている患者に遭遇することが

[a]：エビデンス，見解から有用，有効である可能性が高い／有益・有効であるという意見が多いもの

あります。現段階では，各ガイドライン[1), 2)]において抗血小板薬が禁忌とされる虚血性心疾患合併の慢性心不全でクラスⅡaの推奨となっています。

　一方，洞調律で非虚血性心不全のケースではクラスⅡb[ⓑ]の推奨とされ，個別の病態リスクを検討して投与することもあります。血栓塞栓症を発症しやすい心不全の病態としては，心室瘤（心筋梗塞後など）や孤立性左室緻密化障害（isolated noncompaction of left ventricle）があります。

冠動脈バイパス術後

　特に，大伏在静脈グラフト（saphenous vein graft；SVG）による冠動脈バイパス術後患者でワルファリンが使用されているケースに遭遇することがあります。静脈内で乱流が生じやすく，その結果，血栓が生じやすいという仮説によるものですが，現在のところ，AFや静脈血栓塞栓症がない，あるいは機械弁置換術後ではない，SVGの開存維持を目的としたルーチンでのワルファリン投与は推奨されていません（クラスⅢ[ⓒ]，エビデンスレベルA[ⓓ]）[3)]。

　ただ，動脈グラフトのon-lay patch，内膜摘除などの特殊なケースでは，個別の病態リスクを検討してワルファリンが投与されているケースもあるようです[4)-6)]ので，主治医や術者に投与の目的や意図を確認することが重要です。

引用文献

1)　日本循環器学会，他：心房細動治療（薬物）ガイドライン（2013年改訂版）. 2013
2)　日本循環器学会，他：循環器疾患における抗凝固・抗血小板療法に関するガイドライン（2009年改訂版）. 2015
3)　Kulik A, et al：Secondary prevention after coronary artery bypass graft surgery: a scientific statement from the American Heart Association. Circulation, 131：927-964, 2015
4)　Takanashi S, et al：Off-pump long onlay bypass grafting using left internal mammary artery for diffusely diseased coronary artery. Ann Thorac Surg, 76：635-637, 2003
5)　Myers PO, et al：Extensive endarterectomy and reconstruction of the left anterior descending artery: early and late outcomes. J Thorac Cardiocasc Surg, 143：1336-1340, 2012
6)　Kato Y, et al：Results of long segmental reconstruction of left anterior descending artery using left internal thoracic artery. Ann Thorac Surg, 93：1195-1200, 2012

ⓑ：エビデンス，見解から有用性，有効性がそれほど確立されていない／有益・有効であるという意見が少ないもの
ⓒ：有益・有効ではない，あるいは害
ⓓ：複数のランダム化比較試験またはメタ解析から得られたデータを母集団として評価したもの

Q6 抗凝固薬の出血リスクについて教えてください。

A 抗凝固薬による出血は，生命に関わる大出血で約3%，それ以外の出血でも16〜25%の割合で発生するとされています。抗凝固薬の種類によらず，このくらいの数字になるということは知っておきましょう。

抗凝固薬はそれがいかなる種類のものであってもその性質上，出血のリスクから基本的に逃れることはできません。他の薬剤と性質がやや異なるのは，治療効果である抗凝固効果がそのまま出血という副作用をもたらす点で，まさに表裏一体の関係にあります。

では，一体どのくらい出血するものなのかということに関しては最低限，各大規模臨床試験の結果を押さえておきましょう。

代表的なワルファリンやDOACのランダム化比較試験（RCT）によれば，重篤な大出血（ISTH基準）の発生率はいずれも3%程度，大出血以外の出血性イベントの発生率は16〜25%[1)-5)]とされます。生命に関わる出血だけで年間3%（！）というのは覚えておくべき数字です。特にDOACは，さまざまな大規模臨床試験でその差異（相対リスク差）がフォーカスされるため，一見すると非常に優れた薬剤であるかのような印象をもってしまいやすいですが，実際は何を使おうと3%程度の重篤な出血リスクを孕んでいるということです。また，重大でなければいいのではないかと思うかもしれませんが，皮下出血が多発したり，鼻血がしょっちゅう出たりして社会生活に影響するような状態になれば，患者の抗凝固薬を服薬する気持ちが続かなくなるのも当然です。そのようなリスクが，少なく見積もっても16〜25%はあるということです。

そして，これらはあくまでRCT登録患者のデータであり，実臨床よりもよく管理されたケースであることを念頭に置く必要があります。つまり抗凝固薬は，それによって生命の危機にさらされるリスクが年間3%程度もあり，内服を続けるモチベーションを維持することが難しい薬剤であることがわかります。さらにいえば，それだけのリスクを負っても血栓塞栓症は年間1～2%発生しうるのです（もちろん内服しなければ，さらにそのリスクは高いわけですが）。

　なお，最近ではリアルワールドデータという概念も注目されています。これは臨床試験ではなく，実際に使用された実態をもとに得られた統計結果ですが，最近発表された報告[6]によれば，DOACはワルファリンなどのビタミンK拮抗薬に比べて頭蓋内出血リスクを55%低減する（ハザード比 0.45）という結果でした。一方で各DOAC間でも違いが出てきており，その報告ではダビガトランやリバーロキサバンに比べ，アピキサバンは消化管出血や大出血が少なかったという結果でした。これらは医療保険のデータベースからのメタ解析ですので，その結果の解釈は慎重に行う必要がありますが，DOACのように歴史の浅い薬剤はRCTだけでなく，リアルワールドデータにも注目していく必要があります。

　このように抗凝固薬については，医療従事者側が「結構，恐ろしい薬を投薬している！」という意識をもつことが大切です。そして治療効果を最大限得るためには，出血のリスク因子をどれだけ減らすことができるのかにかかっています。アドヒアランス（p.24のQ7を参照）や患者背景の確認が重要な理由は，こういう事情があるからです。

●引用文献

1)　Connolly SJ, et al : Dabigatran versus warfarin in patients with atrial fibrillation. N Engl J Med, 361 : 1139-1151, 2009

2)　Connolly SJ, et al : Newly identified events in the RE-LY trial. N Engl J Med, 363 : 1875-1876, 2010

3)　Patel MR, et al : Rivaroxaban versus warfarin in nonvalvular atrial fibrillation. N Engl J Med, 365 : 883-891, 2011

4) Granger CB, et al : Apixaban versus warfarin in patients with atrial fibrillation. N Engl J Med, 365 : 981-992, 2011

5) Giugliano RP, et al : Edoxaban versus warfarin in patients with atrial fibrillation. N Engl J Med, 369 : 2093-2104, 2013

6) Ntaios G, et al : Real-world setting comparison of nonvitamin-K antagonist oral anticoagulants versus vitamin-K antagonists for stroke prevention in atrial fibrillation: a systematic review and meta-analysis. Stroke, 48 : 2494-2503, 2017

Q7 アドヒアランスの重要性について教えてください。

A アドヒアランスが高くなければ，良好なワルファリンコントロールは成立しません。また，DOACも半減期が短いため，服用忘れは治療効果の消失につながる可能性が高まり，注意が必要です。どの抗凝固薬を使う場合でもアドヒアランスは重要です。

コンプライアンス（compliance）が「患者が医療従事者の指示どおり治療を受けること」を意味するのと区別して，アドヒアランス（adherence）とは「患者が治療方針の決定に賛同し，積極的に治療を受けること」を意味します。したがって，アドヒアランスは"治療を受ける"という行為に対して，患者の意思が関わっているという患者の主体性が重要になります。

抗凝固薬のアドヒアランス

1. ワルファリン

ワルファリンは，これまで述べたとおり治療効果が個人レベルで異なるため，PT-INRを指標にしてコントロールします。もし，アドヒアランスが確保されなければどうなるでしょうか？　そもそもコントロール自体，成立しないでしょう（アドヒアランスの低下要因はp.36のQ11を参照）。

以前，極端なアドヒアランス不良患者のワルファリンコントロールを経験したことがあります。肺血栓塞栓症（PTE）のために緊急入院してきたその患者は，血栓溶解療法が施行されて状態が改善し，ワルファリンコントロールも完了して退院となりましたが，その後もPTEで入退院を繰り返し

ました。入院時にはPT-INRがまったく延びておらず，退院時までに再度ワルファリンコントロールを行うといった工程を数回繰り返したことから併用薬や食事などさまざまな影響を調べたものの，その原因はわかりませんでした。さらに，その患者は40代と若く，仕事もされ，話をする限りでは理解力もあったため，初めはアドヒアランス不良を疑いませんでした。

しかし，入院すると常に同じワルファリン投与量でコントロールが完了したことから，アドヒアランス不良を強く疑うようになりました。そこで，退院後しばらく外来でワルファリンコントロールをフォローすると，予約の受診日に来ない，来てもPT-INRがまったく治療域に達しないといったことを経験したため，患者に同意を得たうえで受診頻度を増やし，そのつどワルファリンの必要性を説明することになりました。その結果，ワルファリンの治療効果は安定し，入院することもなくなりました。後でわかったことですが，その患者は面倒だと思うと「まぁ，いいか」とワルファリンを服用していなかったようなのです。医療従事者にはちょっと考えられない発想ですが，患者は十人十色です。

入院中のように，医療従事者の管理下ならアドヒアランスが乏しくても薬剤のコントロールは可能かもしれません。しかし，退院後のように，患者もしくは患者家族が薬物療法を自ら継続していかなければならない状況下では，その必要性を患者が理解して主体的に薬物療法に参加することが重要です。

2. DOAC

服用を忘れた場合，抗血小板薬は血小板の寿命時間の分だけ効果は持続します。ワルファリンも半減期はおよそ2日（40時間程度）なので，1～2日服用しなくても抗凝固能が完全になくなることはありません。

しかし，ほとんどのDOACは，半減期が5～15時間程度しかないため，通常服用を1日中止してしまうと治療効果はなくなってしまいます。さらにDOACには，ワルファリンにとってのPT-INRのような抗凝固能の指標がないため，過少・過量投与になっても客観的に数値としてそのことに気づくこ

とはできません。そうなると，DOACはワルファリンのように採血を行う必要性がない安全な薬剤という安易な考え方は改め，効果判定がしにくい分，高いアドヒアランスを確保しなければならない薬剤であると認識しなければなりません。事実，DOACのそれぞれの大規模臨床試験では，副作用以外の理由でおよそ20～30％程度の対象者が試験を継続することができずに脱落しています[1]。

アドヒアランスを高める方法

　近年は患者に新しい薬剤が追加されるたびに薬剤師による服薬指導が行われています。しかし，これだけでは不十分です。さらにいえば，薬剤師による初回服薬指導は，それほどアドヒアランスに影響を及ぼしておらず，定期的な服薬チェックやモニタリングによってアドヒアランスが高まることが報告されています[2]。先ほどの例でもそうですが，繰り返し患者に関わることが，患者の意識改革，アドヒアランスの向上につながります。

　患者の背景にはいろいろな性格，生活環境があるので，アドヒアランスを高めるためにはその患者にあった方法を見つけることが重要です。

●引用文献
1）　Raparelli V, et al : Adherence to oral anticoagulant therapy in patients with atrial fibrillation Focus on non-vitamin K antagonist oral anticoagulants. Thromb Haemost, 117 : 209-218, 2017
2）　Shore S, et al : Site-level variation in and practices associated with dabigatran adherence. JAMA, 313 : 1443-1450, 2015

Q8 抗凝固薬の治療/副作用モニタリングとTTRの意味を教えてください。

A ワルファリンの治療/副作用モニタリングには，PT-INRが欠かせません。

一方，DOACには治療効果をみる明確な指標はなく，過量投与による出血予防のためにAPTT，PT-INRが指標として使われることはありますが，あくまでも参考程度です。したがって，DOACでは，出血などの臨床事象に注意しながらD−ダイマーやFDPなどから血栓の溶解具合を確認したり，臨床症状の軽快具合をみて評価するしかありません。

　抗凝固薬のモニタリングは，治療効果をみる項目とその効果の過不足による合併症を確認するための項目に分けることができます。まずは治療効果ですが，治療効果をみたければ，やはり凝固系のメカニズムを簡単にでも押さえておくのがよいでしょう。

　p.6のQ2で触れたように，血栓ができるきっかけは理に適っており，①血液成分の変化（凝固能の亢進），②血管内皮障害，③血流の変化（うっ滞）——などが要因としてあげられます。生理的な反応として，どれも血が固まってほしいときによく起きる現象です。ここで，抗凝固薬が力を発揮する現象は，①と③になります。また，②によって血が固まるうえでは，血管内皮の凸凹した部位に血小板が引っかかることが重要ですから，血小板同士が引っ付きあうのを抑える抗血小板薬が効果を発揮する分野となり，主に心筋梗塞などの動脈血栓の問題となります。

　それでは，血流がうっ滞すると，どんなメカニズムで血栓が形成されていくのでしょうか？　血流のうっ滞が血管内皮を活性化し，粘着タンパクや炎

症性サイトカインを発現することによって，白血球（単球，好中球），血小板が集積してきます。単球は組織因子を発現して外因系の凝固を促進し，好中球は好中球細胞外トラップ（NETs）を放出して凝固の場を提供するとともに大量の赤血球を取り込み，さらにNETs表面では，第XII因子から始まる内因系の凝固が生じます。血小板は白血球（単球，好中球）の集積を助け，NETs形成を短時間で促進する役目を担っています。このような白血球と血小板の凝固反応は，病原体を局所に閉じ込めたり，組織破壊が起こっている局所からの有害物質の拡散を防止するための生体防御反応であると考えられます。

したがって，通常であればありがたいメカニズムなのですが，心房細動（AF）や静脈血栓塞栓症（VTE）では必要以上に血流がうっ滞するため，不必要に血栓ができてしまうわけです。そこで，上記に示したメカニズムをどこかで抑える必要が出てくるのです。

ワルファリン

ワルファリンはビタミンK依存性凝固因子（II，VII，IX，X）の産生を抑えますが，これら凝固因子のなかでも半減期が最も短い（4～6時間）第VII因子の活性がいち早く低下するため，外因系凝固因子の機能を反映するプロトロンビン時間（PT）がモニタリングの指標に使われます。なかでも，施設間の誤差を補正したPT-INR（＝患者PT／正常PT）[ISI]が一般的に用いられています。

また，PT-INRが至適範囲内にある期間の割合をTTR（time in therapeutic range）とよび，AF患者を対象にした場合，TTRは60％以上必要だといわ

ⓐ：好中球から放出されたDNAとヒストンを主成分とした核物質で，好中球エラスターゼやミエロペルオキシダーゼなどの殺菌性タンパク分解酵素を含む粘性の高い網状物質
ⓑ：INR（国際標準比），ISI（国際感度指数）

れています[1]。PT-INRの至適範囲についてはここで詳しく述べませんが，AF，人工弁置換術後，VTEなどの対象疾患や合併症，年齢によっても変わりますので，各疾患の治療ガイドラインなどを確認しておかなければなりません。

DOAC

DOACは薬効，つまり治療効果をモニタリングすることができません。トロンビンの働きを直接阻害するダビガトランは，外因系凝固の律速段階である第VII因子活性に影響を及ぼしません。そのため，ダビガトランの抗凝固能はPT-INRよりも内因系凝固を反映するAPTTとの相関が強いと予測されています。また，Xa阻害薬であるアピキサバンやエドキサバン，リバーロキサバンの効果は，外因系・共通系凝固因子のスクリーニング検査であるPT-INRにある程度反映されます[2]。しかし，これらDOACは半減期が短く（5〜15時間），血中濃度にピーク期とトラフ期が存在することから，測定するタイミングにより抗凝固能にばらつきが出てしまいます。本当は血中濃度が測定できればいいのですが，コスト面などを考えると標準的な評価法とはなりません。

したがって，過量投与になっている場合，APTT，PT-INRの過剰な延長は出血に結びつくかもしれませんが，治療効果の指標として用いることはできません。ワルファリンと比べてDOACは治療効果のモニタリングがいらないといわれることがありますが，実際は治療効果のモニタリング指標がないというのが事実です。DOACの有効性を評価するのであれば，血栓マーカーとなるD-ダイマーやFDPなどの低下，臨床症状の軽快具合を継時的に確認していくことが重要になります。

どの抗凝固薬にも共通することですが，検査値だけでなく，出血部位の確認（皮下出血，血尿，鼻出血，目の充血など）といった臨床事象を含め総合

的に治療を評価することが，安全に治療を進めるうえで大切です。

●引用文献
1) Okumura K, et al : Time in therapeutic range during warfarin therapy in Japanese patients with non-valvular atrial fibrillation: a multicenter study of its status and influential factors. Circ J, 75 : 2087-2094, 2011
2) Hinder M, et al : Direct and rapid inhibition of factor Xa by otamixaban: a pharmacokinetic and pharmacodynamic investigation in patients with coronary artery disease. Clin Pharmacol Ther, 80 : 691-702, 2006

Q9 DOACに関する大規模臨床試験の結果を教えてください。

A 基本的には，現在市販されているDOAC 4剤の心房細動における血栓塞栓症の予防効果はワルファリンと遜色なく，大出血の発生率はワルファリンよりも低いという認識でよいでしょう。特に出血性脳梗塞と頭蓋内出血の発生が，DOACにおいてワルファリンよりも有意に減少している点が特徴的です。

　すでにDOACが市販されて5年以上が経過している現在，その有効性については疑問の余地はないわけですが，DOACを適切に使用するうえで，その根拠となったランダム化比較試験（RCT）を改めて見直すことは適正使用の観点から重要です。しかし，各臨床試験の詳細を暗記することは現実的ではなく，また個別の結果を覚えたとしても臨床には活かせません。個別の臨床試験結果は，文末の引用文献[1)-4)]を参照していただくとして，ここではざっくりとメタ解析の結果[5)]を理解しておきましょう。

　基本的には，現在市販されているDOAC 4剤の心房細動患者における血栓塞栓症の予防効果はワルファリンと遜色なく，大出血の発生率はワルファリンよりも低いという結果が得られています。特に出血性脳梗塞と頭蓋内出血の発生が，DOACにおいてワルファリンよりも有意に低下しています。このように，DOACは致命的な転帰をもたらす頭蓋内出血の発生リスクがワルファリンよりも低いということが共通した特徴といえます。

　ただ，これらの臨床試験はまったく同じ性質の試験とはいいがたい点もあります。表は各DOACのRCTについて比較したものです。対象患者数はいずれも大規模臨床試験にふさわしいものですが，よく見ると臨床試験のデザ

表　各DOACにおける大規模臨床試験の比較

	ダビガトラン	リバーロキサバン	アピキサバン	エドキサバン
試験名	RE-LY	ROCKET AF/ J-ROCKET AF	ARISTOTLE	ENGAGE AF TIMI48
試験方法	PROBE	ランダム化二重盲検 ダブルダミー	ランダム化二重盲検 ダブルダミー	ランダム化二重盲検 ダブルダミー
CHADS$_2$ スコア平均	2.2	3.48 (J-ROCKET： 3.25)	2.1	2.8
投与量	150mg/ 110mg bid	20mg qd (J-ROCKET: 15mg qd)	5mg bid	60mg/30mg qd
評価 脳卒中・血栓 塞栓症予防 (対ワルファリン)	150mg：優越性 110mg：非劣性	OT：優越性 ITT：非劣性	優越性	60mg：同等 30mg：同等
評価 大出血 (対ワルファリン)	150mg：同等 110mg：優越性	同等	優越性	優越性

bid：1日2回　　qd：1日1回　　OT：on-treatment解析　　ITT：intention-to-treat解析

インや患者背景に微妙な違いがあります。特に，①CHADS$_2$スコア平均，②試験方法，③評価の3点に着目してみると，①は端的に患者背景の違いが表れています。これを見ると，リバーロキサバンのRCTであるROCKET AF試験（J-ROCKET AF試験）が比較的高いスコア（CHADS$_2$スコア 3.8）であることがわかり，ハイリスク患者を対象にしていることがよくわかります。ダビガトラン，アピキサバンは同 2.1～2.2でほぼ同等，エドキサバンはそれよりややハイリスク（同 2.8）という背景になります。つまり，対象としている患者層が違うのですから，目の前の患者がいずれのスコア帯に該当するのかをよく考えなければ意味がありません。

　次に②ですが，これはダビガトランのRCTであるRE-LY試験のみがPROBE（prospective randomized open blinded-endpoint）法という方法を採用していることに注意が必要です。これは，「臨床試験中の現場の担当医も患者もどちらの群に振り分けられているかを知っている」という方法で，RCTの基本である二重盲検法とは異なります。PROBE法は，臨床試験への参加が容易であるなどのメリットはありますが，二重盲検法と比べればその

厳密性は低いといわざるをえません。一方，それ以外の3剤については，いずれもランダム化二重盲検ダブルダミーという方法をとっています。これは，実薬と偽薬を両方内服し，かつワルファリンについてはたとえ偽薬であっても偽のPT-INRを伝え，用量調節するという非常に手の込んだことを行っています。そのため，実際の日常臨床とはかけ離れたやりとりが行われ，患者もそのようなやりとりについていけるような限られたケースだけということで，現実的ではないという批判もあります[6]。

　最後に③ですが，非劣性というのは従来治療であるワルファリンと比べて（少なくとも）劣ってはいないということを示しているだけです。新薬なので何となく従来薬より良いような印象をもってしまいやすいですが，DOACはその主要効果においてワルファリンと比べて大きな差があるわけではありません。あくまで，「DOACは出血性合併症の少なさや用量調整がほとんど不要であるために"扱いやすい"という利点のある薬剤」というくらいに，クールな視点をもつことが安全に抗凝固療法を行ううえでは重要でしょう。

●引用文献

1) Connolly SJ, et al : Dabigatran versus warfarin in patients with atrial fibrillation. N Engl J Med, 361 : 1139-1151, 2009
2) Patel MR, et al : Rivaroxaban versus warfarin in nonvalvular atrial fibrillation. N Engl J Med, 365 : 883-891, 2011
3) Granger CB, et al : Apixaban versus warfarin in patients with atrial fibrillation. N Engl J Med, 365 : 981-992, 2011
4) Giugliano RP, et al : Edoxaban versus warfarin in patients with atrial fibrillation. N Engl J Med, 369 : 2093-2104, 2013
5) Ruff CT, et al : Comparison of the efficacy and safety of new oral anticoagulants with warfarin in patients with atrial fibrillation: a meta-analysis of randomised trials. Lancet, 383 : 955-962, 2014
6) 景山茂：医師主導臨床試験実施上の問題点．臨床薬理，36 : 159-162, 2005

Q10 ワルファリンの有効性と，そのエビデンスを教えてください。

A 心房細動に対するワルファリンの有効性は古くから数多く報告があります。大まかにいえば，血栓塞栓症の発生率において，ワルファリンはアスピリンと比べて60％以上の相対リスクの低下が認められます。これほどの有効性を呈する薬剤はそう多くはないという意味で，心房細動における抗凝固療法の重要性が実感できると思います。

　抗凝固薬といえば長年ワルファリンの独壇場でしたが，ロングセラーにはそれなりの理由があります。また，コスト以外にワルファリンの実力を知っておくことは，患者への説明や指導において重要です。

　ワルファリンの血栓塞栓症予防としてのエビデンスですが，これについては過去にさまざまな臨床試験があり，その結果から有効性が確立しているのは間違いありません。DOACが当たり前となった現在では，ワルファリンについては個別の臨床試験結果よりも，それらをメタ解析した結果を知っておけば十分でしょう。

　2007年に発表された心房細動（AF）患者におけるワルファリンとアスピリンの比較試験のメタ解析結果[1]では，ワルファリンはアスピリンに比べて64％の相対リスクの低下をもたらすことが示されています。これが，DOAC登場までワルファリンのみがAFの血栓塞栓症予防に対しての唯一の選択肢であった根拠です。これだけのインパクトをもたらす薬剤は，そう簡単には見当たりませんよね。なお，この報告ではアスピリン自体にも22％程度のリスク減少の効果があるとされているのがミソなのですが，実際わが国では推奨されていません。なぜでしょうか？　これは，わが国で行われたJAST

試験[2]の結果を受けてのものです。この試験では，アスピリンに血栓塞栓症の予防効果はなく，かえって非心臓死，出血，血栓塞栓症のイベント発生率が高まるという結果が出ています。もちろん，脳梗塞の原因はAFだけではなく，動脈硬化性疾患による脳梗塞もあるため一定の効果は期待できますが，AF患者にとってはメリットがない（むしろ，悪化させる）ということです。

　抗凝固療法の知識がDOAC登場以来，広く周知されるようになったので，もはやこの有効性について疑いはありません。しかし大事なことは，あくまでワルファリンの効果は有効な治療域に用量調整されていることが前提です。そのことも念頭に置いて，これらの知識を整理しておきましょう。

●引用文献
1)　Hart RG, et al : Meta-analysis: antithrombotic therapy to prevent stroke in patients who have nonvalvular atrial fibrillation. Ann Intern Med, 146 : 857-867, 2007

2)　Sato H, et al : Low-dose aspirin for prevention of stroke in low-risk patients with atrial fibrillation: Japan Atrial Fibrillation Stroke Trial. Stroke, 37 : 447-451, 2006

Q11 患者への問診のポイントを教えてください。

A 抗凝固療法では，アドヒアランスを念頭に置いた問診が大切です。また，疾患に対する患者の理解度に加えて，生活スタイルや環境といった患者を取り巻く背景を把握しているかどうかが抗凝固療法の成否に関わります。

抗凝固療法では，薬効以外に特に重要な因子があります。それは，アドヒアランスという視点です（p.24のQ7を参照）。これまでにも述べてきたように，ワルファリンであれDOACであれ，有効性ははっきりしており，その点について疑いはありません。結局，抗凝固療法の導入に際しては，"きちんと内服できる薬をどう選択するのか"が治療の成否を決定するといっても過言ではないのです。それでは，特にアドヒアランスを低下させる要因にはどのようなものがあるのでしょうか。

抗凝固薬に限らず，アドヒアランス低下の要因として，①精神疾患（うつ），②認知症，③無症候性疾患，④フォロー不十分，⑤副作用，⑥治療の複雑性，⑦コスト——などが報告されていますが，このほかにも興味深い点として，⑧治療の利益，⑨疾患に対する理解が低いこと，⑩患者－医療従事者間の関係性不良——なども要因としてあげられています[1]。また，2017年に報告された日本国内の心房細動患者へのアンケート調査による解析[2]では，アドヒアランス低下のリスク因子は単変量解析で，①65歳未満，②就業者，③服薬回数（2回以上）——であると報告されています（多変量解析では，2回以上の服薬回数のみ）。

問診は薬物療法の治療歴や出血リスクといった情報だけではなく，患者と

コミュニケーションを上手にとって，その患者の生活環境や心理的な問題，病態に対する患者の理解度などを聞き出し，それに応じた適切な抗凝固療法につなげる重要なプロセスといえます。

抗凝固療法を開始するうえで，実際に筆者が患者に尋ねる質問は，以下の4つです。

1)「今までお薬を毎日飲んだことがありますか？」(定期内服という習慣の受け入れが可能かどうか)

2)「(にっこり笑いながら) 本当のところ，どのくらいお薬を飲むのを忘れることがありますか？」(本音を聞き出すために，何を言っても怒ったりしませんよというシグナルを出すことが大事)

3)「ご一緒にお住まいの方はおられますか？」(協力してくれる人がいるかどうか)

4)「怪我をしやすいお仕事やスポーツをしていますか？」(出血性合併症の起こしやすさをチェック)

筆者はこの答えを踏まえて，受け入れやすい抗凝固薬の選択を行っています。ちなみに，この4つの質問で最も大切なのは2)だと考えています。

先に述べたように[1)]，アドヒアランスが患者との関係性に大きく左右されるというのは臨床的な実感としても正しい印象です。重要なことは，建前ではなく本音を語ってもらえる関係づくりです。抗凝固療法は鎮痛薬のようなわかりやすい結果が出る治療ではなく，毎日の洗顔や歯磨きのように習慣づけることで将来の重大なリスクの低減を目指す治療です。患者が服薬という習慣を生活に取り入れていくにあたって，その心配や不安，あるいは過去の失敗を吐き出しても大丈夫なんだと思ってもらうことで「やらされ感」は少なくなり，自然とアドヒアランスも向上していくように思います。

●引用文献

1) Osterberg L, et al : Adherence to medication. N Engl J Med, 353 : 487-497, 2005
2) Suzuki T, et al : Adherence to medication and characteristics of Japanese patients of non-valvular atrial fibrillation. J Cardiol, 70 : 238-243, 2017

Q12 抗凝固薬の投与設計について教えてください。

A 現在，推奨されている服用回数は抗凝固薬間で異なります。ワルファリンは1日1回，トロンビン阻害薬のダビガトランは1日2回，Xa阻害薬のリバーロキサバン，エドキサバンは1日1回，アピキサバンは1日2回投与となっています。

　一般的に，用法を決める要因は半減期（$t_{1/2}$）です。しかし，抗凝固薬は血中濃度の変化だけを指標に投与回数を決めることができません。大切なことは，血栓塞栓症のリスクを最大限に軽減できるとともに，出血リスクも低いことが第一条件となります。どの抗凝固薬も食事のタイミングによる影響を受けにくく，薬物動態としての日内変動の報告はないため，アドヒアランスを優先した投与のタイミングでよいでしょう。

　薬剤は，時間とともに体内からなくなっていきます。そこで，薬剤が体の中から消失する前に次の投与を行わないといけませんし，過剰に蓄積しないように投与間隔を空けなければなりません。これらの関係は式①のようになります。蓄積率が1以下になるように投与間隔を決めていけば，理論的には薬剤は蓄積していかないということになります。

$$蓄積率 = \frac{1}{1 - e^{-Kel \cdot \tau}} \quad \cdots\cdots 式①$$

Kel（消失速度定数）：$\frac{0.693}{t_{1/2}}$　　τ：投与間隔

服用回数は何回がよい？

1.ワルファリン

　それぞれの抗凝固薬の半減期は，ワルファリン40時間程度，ダビガトラン12〜14時間，リバーロキサバン5〜13時間，アピキサバン5〜15時間，エドキサバン10〜14時間です。ワルファリンの半減期は，非常に長いため効果が発現するまでに時間がかかるうえ，24時間以上の半減期に対して1日1回の投与では薬剤が徐々に蓄積し，過量投与になって出血リスクが高まることが予想されます。

　しかし，実際そんなことはありません。ワルファリンは血中で作用するわけではなく，肝臓内に取り込まれた遊離型のワルファリンがビタミンK依存性凝固因子（Ⅱ，Ⅶ，Ⅸ，Ⅹ）の働きを阻害することで抗凝固能が働くため，血中濃度と凝固能の間に相関は認められません。そこで，アドヒアランスとPT-INRなどで治療効果を評価できるとなれば，やはり1日1回投与で，患者が飲み忘れる可能性が低いタイミングに服用するのがよいと思われます。

2．DOAC

　一方，DOACはどれも半減期が5〜15時間程度です。ワルファリンに比べて凝固カスケードを直接阻害するため，個人間での効果のばらつきが少なく，その効果は薬剤の血中濃度に相関することがわかっています。ワルファリンに比べて半減期が短いため，血中濃度にトラフ期とピーク期ができることになります。1日のなかに，良く効いている時間とあまり効いていない時間があるにもかかわらず，抗凝固効果はワルファリンと差がなく，出血リスクも低いわけですから，都合の良い薬剤といえます。しかし，服用後に素早く抗凝固能を発揮し，素早くその効果が失われていくわけですから，服用間隔を極端に狭めたり，重複して投与したりすると急激な血中濃度の上昇を招くため，出血に注意しなければなりません。一方で，飲み忘れは凝固化の可能性を一気に高めることになります。

また，Xa阻害薬のなかでもリバーロキサバンとエドキサバンは1日1回投与なのに，どうしてアピキサバンは1日2回投与なのでしょう。アピキサバンのピーク期のXa因子阻害活性はリバーロキサバンの約60％以下で，トラフ期には約40％高く[1]推移します。したがって，そのトロンビン生成の阻害活性も低くなってしまうため1日2回服用することで，アピキサバンの抗凝固効果を持続的に発揮させているのです。これは持続的に効果を発揮するワルファリンの作用に似ていて，1日1回投与のXa阻害薬のリバーロキサバンおよびエドキサバンとは少し異なるXa因子阻害機序をもっていることが考えられます。

 ## 服用するタイミングは？

その他，血栓のできやすさに日内変動があることが報告されています。早朝に血栓溶解阻止因子である血中プラスミノゲンアクチベータインヒビター-1（plasminogen activator inhibitor-1；PAI-1）の活性が高くなるとされ，高血圧患者を対象とした研究では，早朝のPAI-1レベルは無症候性脳血管障害[2]や脳卒中の発症リスク[3]に関連があったとされています。しかし，だからといって服用タイミングを早朝にしたほうがよいといった報告はなく，現段階では薬物動態と治療効果から推奨されている1日1回もしくは2回投与を守り，患者個々においてアドヒアランスが高くなると思われるタイミングで服用するのがよいでしょう。

●引用文献
1) Frost C, et al : Direct comparison of the pharmacodynamics of apixaban and rivaroxaban. J Thromb Haemost, 9（Suppl 2）: abstract P-WE-159, 2011
2) Kario K, et al : Hyperinsulinemia and hemostatic abnormalities are associated with silent cerebral lacunar infarcts in elderly hypertensive subjects. J Am Coll Cardiol, 37 : 871-877, 2001
3) Kario K, et al : Additional impact of morning haemostatic risk factors and morning blood pressure surge on stroke risk in order Japanese hypertensive patients. Eur Heart J, 32 : 574-580, 2011

Q13 ワルファリン服用患者へのブコローム併用について教えてください。

A ブコロームは1967年からわが国で使用されているNSAIDsで，痛風の高尿酸血症の是正などにも用いられます。

　古くからワルファリンと併用するとその効果が増強することが報告されており，ワルファリンが効きにくいときやワルファリンの投与量を減らしたいときに併用することがあります。

　ワルファリンは多くの薬剤と相互作用を起こし，その作用が低下する場合もあれば，増強する場合もあります。そのなかでもブコロームは，ワルファリンの効果をあえて増強させるために使われることがあります。相互作用のメカニズムは2つあり，1つはワルファリンとアルブミンの結合を競合的に阻害して遊離型のワルファリンを増加させること，もう1つはブコロームがS-ワルファリンの肝薬物代謝酵素（CYP2C9）を阻害することで，抗凝固効果を増強させるとされています[1), 2)]。

　ブコローム併用の是非においては明確なものはなく，2013年に小谷らが調査した[3)]報告によれば，その併用の有無には施設間の差があり，その違いは不明です。ブコロームが併用される主な理由は，高用量のワルファリンを要する症例に対し，薬物相互作用を利用してワルファリンの減量を目的としています[1), 2)]。また，併用により個体間のばらつきや個体内変動を小さくする効果も報告されています[4)]。

　ブコローム併用の是非について述べることはできませんが，ワルファリンが効きにくい患者にはDOACへの変更を考えてみてもよいでしょう。ただし，高度腎機能障害などの理由からDOACが使いにくく，どうしてもワル

ファリンでコントロールする必要があるときは，ブコロームの併用が一つの方法になる場合もあるかもしれません。ただし，ブコロームはNSAIDsなので，消化管出血や腎機能障害には十分注意が必要です。

●引用文献

1) 高橋晴美，他：ワルファリンとブコロームの相互作用機序の解明．臨床薬理，29：267-268, 1998

2) Takahashi H, et al : Pharmacokinetic interaction between warfarin and a uricosuric agent, bucolome: application of *in vitro* approaches to predicting *in vivo* reduction of（S）-warfarin clearance. Drug Metab Dispos, 27 : 1179-1186, 1999

3) 小谷英太郎，他：心房細動症例の抗凝固療法におけるブコローム併用の現状とワルファリン投与量：J-RHYTHM Registryからの報告．心電図，33：195-208, 2013

4) Osawa M, et al : Usefulness of coadministration of bucolome in warfarin therapy: pharmacokinetic and pharmacodynamic analysis using outpatient prescriptions. Int J Pharm, 293 : 43-49, 2005

CQ 1 抗凝固薬導入時，外来患者にはどれくらいの間隔でフォローする？

A 抗凝固療法の導入時は初めて薬の反応をみるわけですから，最も慎重に経過を観察しなければなりません。抗凝固能への期待はもちろんなのですが，一方で出血リスクを忘れてはなりません。特に外来で抗凝固薬を導入するときは，薬自体の反応性以外に患者の生活背景も重要となります。病態，薬効，出血，生活背景を考えて，その患者にとって最も適切な薬物療法を患者と一緒に行いましょう。

　抗凝固薬を導入する前に，入院と外来では患者を取り巻く環境がまったく違うことを認識しておくことが大切です。入院中であれば，患者の周りには常に医師，看護師，薬剤師など多くの医療従事者がいるので，患者は意識しなくても，医療従事者が薬剤を持ってきたり，服用を確認したりします。また，出血の有無を聞いたり，みたりもします。医療従事者にしてみても，気になればすぐに患者のところに行き，確認することが可能です。さらに，採血などの検査の必要性を感じたときはすぐに実施することも可能でしょう。

　確かなコンプライアンスが得られ，患者の食事や行動をコントロールできる入院中は，抗凝固薬を導入するのに適した環境といえます。しかし，外来患者ではそうはいきません。

外来での抗凝固薬の導入

　まずは，ワルファリンコントロールを例に説明していきます。ワルファリンコントロールの厄介な点には，①半減期が40時間程度と長いこと，②薬効に個人差が大きいこと——の2つがあります（p.14のQ4を参照）。したがって，短期間でコントロールすることが難しい薬剤の一つです。

1．生活のなかで導入可能な方法を考える

　通常，入院患者にワルファリンを導入するときには，各々の投与量の効果が安定してから投与量を変更するということはしません。投与開始後，12時間程度で抗凝固作用が出るので，連日または2，3日おきにPT-INRをチェックし，PT-INRの変化量から投与量の再評価を行います。その他にも，入院中の生活では，患者のさまざまな面を管理したなかでワルファリンコントロールを行うことができます。

　一方，外来では，採血のために連日通院してもらうことはあまり現実的ではありません。外来患者には日々の生活があり，仕事をしている人，遠方に住んでいる人，認知機能の低下した人などもいますから，患者それぞれの生活環境のなかで現実的に実施可能なワルファリンコントロールを考えなければなりません。

2．優先されるべきは出血の回避

　まず，ワルファリンを治療域に到達させる緊急度は，外来で導入する場合，①予防的に実施する必要があるとき，②できてしまった血栓が緊急性のある大きな問題とはなっていないものの，その後のことを考えると少しずつ退縮させたいとき——がほとんどだと思われます。もしも塞栓症になっているのであれば，入院を要する治療となり，入院してからワルファリンを導入することになるからです。

　となると，外来でのワルファリン導入でまず優先させなければならないこ

とは，出血を回避することです。導入する際の投与量も多くの場合，低用量のワルファリン1〜2mgぐらいから開始します。

3. 患者や患者家族，また施設との情報共有が重要

そして可能な限り確実に，導入時の投与量の効果を評価したいので，少なくとも1週間程度は次の外来まで間隔を空けます。それ以降の受診日は患者と相談し，双方に都合の良い日程を選択します。ここで重要なのが，患者もしくは患者をサポートしてくれる家族や施設の方との情報共有です。

患者個々に応じた治療プランを綿密に立てても，次の外来受診までに出血の合併症や血栓塞栓症を100％起こさない保証はどこにもありません。そこで少しでも安全性を確保するために，出血事象への対応，血栓塞栓症が悪化した場合の症状などについて説明して，情報を共有しておかなければなりません。

4. DOACでもフォローは必要

では，DOACであれば，定期的にフォローする必要はないのでしょうか？そんなことはありません。生理的な反応は，普通に過ごしていても経時的に変化します。例えば，腎機能は加齢に伴い年間約1％低下し，高血圧や糖尿病を合併していれば約2〜5％以上は低下するといわれています。さらに，体重変動という要素が加われば，DOACの効果が大きく変わってしまう可能性は十分あります。したがって，特に高齢者であればなおさらですが，DOACであっても少なくとも1〜2カ月ごとにフォローしたほうが安全ではないかと思われます。

また，これまで述べてきた外来診療でのフォロー間隔は，もちろん患者側の協力があってこそ成立するものであることも忘れてはなりません。

CQ 2 患者指導では，何をどう伝える？

A なぜ抗凝固薬を飲まないといけないのかを患者に理解してもらうことは，アドヒアランスの向上につながります。さらに，飲み忘れたときの対応を指導するとともに，休薬や相互作用に対応するために他の医療機関にかかるときや薬局で薬剤を受け取るときには，抗凝固薬を内服していることを医療従事者に伝えるように説明しましょう。

またワルファリンの場合は，薬剤の投与量が増えると病状が悪くなったと勘違いする患者もいるので，効き目の個人差が大きく，PT-INRにより個人にあった投与量に調節していることを説明するとよいでしょう。

服薬意義への理解

服薬指導のなかで薬剤を服用する意義を説明することは，すべての薬剤において重要ですが，抗凝固薬のように患者がその効果を実感できないものでは特に重要です。そのため，抗凝固薬を飲まないことによる血栓塞栓症のリスクと，飲むことでどれだけリスクを低減できるかを示し，患者に抗凝固薬を服用する意義を理解してもらいましょう。

CHADS$_2$スコアが1点，2点と上がるにつれ，脳梗塞の年間発症率は2.8％，4.0％と上がります（図）。しかし，例えばダビガトランを内服することで，年間発症率を半分以下に下げることができます[1]。このような服薬意義を理解できている患者とできていない患者とでは，アドヒアランスが大きく異なるためしっかり説明しましょう。

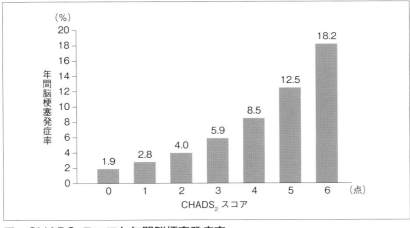

図　CHADS₂スコアと年間脳梗塞発症率

〔Gage BF, et al：JAMA, 285：2864-2870, 2001より〕

 ## 休薬，相互作用への対応

　抗凝固薬を内服している患者が手術を予定しているときには，抗凝固薬を休薬しなければならない場合があります。一般的に，①ワルファリンは3〜5日前，②ダビガトラン，アピキサバンは1〜2日以上前，③リバーロキサバンやエドキサバンは1日以上前——にそれぞれ休薬が必要とされています[2]。

　また抗凝固薬のなかで，特にワルファリンは相互作用の多い薬剤であるため，新たに薬剤が処方された場合や薬局で市販薬を購入された場合には，主治医または薬剤師に伝えてもらうことが重要です。

 ## 飲み忘れたときの対応

　飲み忘れたときの対応を患者に伝えることも重要で，抗凝固薬によって対応が異なるため注意が必要です。

　ワルファリンは，服用予定時間の12時間以内であればすぐに内服し，12時間を過ぎている場合は翌日のいつもの時間に内服するように伝えましょう。

DOACでは，1日1回服用のリバーロキサバンとエドキサバンは飲み忘れに気づいた時点ですぐに服用し，次の服用まで12時間以上空けるように説明します。また，1日2回服用のダビガトランとアピキサバンでは気づいた時点ですぐに服用し，次の服用まで6時間以上空けるように説明します。どの抗凝固薬も2回量をまとめて服用しないように伝えましょう。

PT-INRによる用量調整

　ワルファリンはDOACと異なり，採血でのPT-INRの値から投与量を調節していきます。非弁膜症性心房細動を例にとると，わが国のガイドラインでは，70歳未満はPT-INR 2.0〜3.0，70歳以上はPT-INR 1.6〜2.6で管理することとなっています[3]。そのため，特にワルファリン導入時は採血の回数が増えることを患者に伝えましょう。

　また，ワルファリンの投与量が増えると，病状が悪くなったから増えたのだと勘違いする患者もいます。ワルファリンは効き目の個人差が大きく，PT-INRから個人にあった投与量に調節していることを説明しましょう。

●引用文献
1)　Oldgren J, et al : Risks for stroke, bleeding, and death in patients with atrial fibrillation receiving dabigatran or warfarin in relation to the CHADS₂ score: a subgroup analysis of the RE-LY trial. Ann Intern Med, 155 : 660-667, 2011
2)　日本循環器学会，他：循環器疾患における抗凝固・抗血小板療法に関するガイドライン（2009年改訂版）．2015
3)　日本循環器学会，他：心房細動治療（薬物）ガイドライン（2013年改訂版）．2013

CQ 3 患者の私生活で注意することは？

A 抗凝固薬を内服している患者は出血しやすい状態にあるため，私生活のなかでなるべく出血するリスクのある行為は避けるよう心がけてもらいましょう。また，万一出血してしまったときの対応や，出血が疑われるときの症状を患者に理解してもらうことも重要です。出血が疑われる症状がみられるときは，すぐに受診するように促しましょう。

　抗凝固薬を内服しているということは，血液が固まりにくく出血しやすい状態にあるため，普段の生活のなかでなるべく出血しないように気を配る必要があります。例えば，歯磨きの際に強く磨きすぎると歯茎からの出血の原因となるため，なるべく軟らかい歯ブラシを使ってやさしく磨くように指導しましょう。また男性の場合は，ヒゲを剃る際にカミソリではなく電気カミソリを使うことで出血を抑えることができます。

　もしも出血を認めた場合は，まずは圧迫止血を試みてもらいましょう。これは，出血している部位に直接布などを当て，その上から手でしばらく圧迫して止血する方法です。圧迫止血を行っても出血が止まらない場合はすぐに受診するように伝えましょう。

　入院中は医療従事者のきめ細かいチェックがあるため抗凝固薬の最も怖い副作用である大出血を早期に発見することができますが，外来では患者自身に普段から副作用チェックをしてもらう必要があります。①血便・血尿が出る，②いつもより大きなあざがある，③圧迫止血をしても出血が止まらない──など，これらの症状がみられるときにはすぐに受診してもらいましょう。

　また，抗凝固薬服用中の高齢者に対して最も注意が必要なことは転倒です。

85歳以上の高齢者の転倒症例で，抗血栓薬・抗凝固薬を服用していない群では63％が予後不良になったのに対し，服用している群では82％が予後不良になったとの報告があります[1]。抗凝固薬服用中の高齢者が頭部を打撲した場合，一見，軽傷で最初は会話可能であっても，経過のなかで急速に意識障害が進行することがありえます。そのため，頭部打撲があった場合はたとえ軽傷であってもすぐに受診するように指導しましょう。

●引用文献
1） Inamasu J, et al : Influence of age and anti-platelet/anti-coagulant use on the outcome of elderly patients with fall-related traumatic intracranial hemorrhage. Neurol Med Chir (Tokyo), 50 : 1051-1055, 2010

CQ 4 ワルファリン服用患者の食事で注意したいことは？

A 食品に含まれるビタミンKは，ワルファリンの効果を減弱させるため，ワルファリン服用期間中はビタミンKの含有量が多い食品である納豆，青汁，クロレラの摂取は避ける必要があります。また，緑黄色野菜にもビタミンKが比較的多く含有されていますが，一度に大量摂取しなければ問題はありません。

アルコールは，通常の量であれば毎日摂取してもほとんど問題はありません。しかし，血中にアルコールが存在するときはワルファリンの作用が増強されるため，大量摂取は避けましょう。

ワルファリンとビタミンK

ワルファリンを服用するにあたり，食品に含まれるビタミンKの存在には特に注意が必要です。ビタミンK依存性凝固因子である第Ⅱ，Ⅶ，Ⅸ，Ⅹ因子は肝臓で合成されます。これらの凝固因子は，合成の最終段階で還元型ビタミンKとビタミンKカルボキシラーゼの存在下で正常な凝固因子となります。ワルファリンは，このビタミンK代謝サイクルのなかのビタミンKエポキシドレダクターゼ（VKOR）と，ビタミンKキノンレダクターゼの両方を非可逆的に阻害し，凝固活性をもたないPIVKA（protein induced by vitamin K absence/antagonist）型凝固因子を増加させることで抗凝固作用を示します（図）。

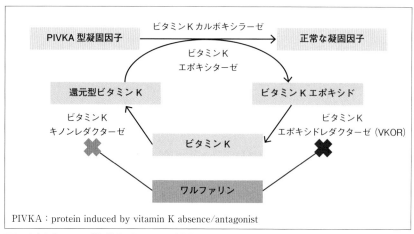

PIVKA：protein induced by vitamin K absence/antagonist

図　ビタミンK代謝サイクルに対するワルファリンの影響

1. ビタミンKの1日摂取量

　ワルファリンの作用機序からわかるように，ビタミンKを摂取することは
ワルファリンの抗凝固作用を妨げることにつながります。

　自然界に存在するビタミンKにはビタミンK₁とビタミンK₂があり，ビタ
ミンK₁は緑黄色野菜や海草に，ビタミンK₂は納豆やチーズなどに多く含ま
れており，どちらもワルファリンの作用を減弱させます。しかし，日常生活
のなかでビタミンKをまったく摂取しないことは不可能であり，ビタミンK
の1日摂取量が250μg程度であれば，ワルファリンの効果に影響はなかっ
たとの報告[1]があります。また，厚生労働省は日本人の20歳以上の男女に
おけるビタミンKの目安量を150μg/日としており[2]，20歳以上の男女の平
均ビタミンK摂取量は約250μg/日となっているため，通常の食事であれば
ワルファリンの効果に大きく影響しないと考えられます。

2. 摂取してはいけない食品（納豆，青汁，クロレラ）

　食品のなかでも納豆，青汁，クロレラはビタミンKの含有量が多く，納豆
は少量摂取であっても納豆菌が腸内でビタミンKを産生するため，これら3

つの食品はワルファリン服用期間中には絶対に摂取しないよう患者に説明する必要があります。

　また，ワルファリン服用中に納豆100gを摂取した試験では，ワルファリンを継続投与したにもかかわらず24〜72時間トロンボテスト値が高値を持続したと報告されており[1]，患者が納豆を摂取した場合にはワルファリンの作用減弱が数日間持続するため注意が必要です。

3．緑黄色野菜やアルコールは大量摂取を避ければ問題ない

　緑黄色野菜にもビタミンKは比較的多く含有されていますが，前述のとおり通常の食事ではビタミンKはワルファリンに大きく影響しないため，一度に大量摂取しなければ問題はありません。小鉢一杯程度を目安にするよう患者に説明しましょう。

　アルコールは通常の量であれば毎日摂取しても問題はありません。しかし，前述のとおりワルファリンは主として肝臓でCYP系によって代謝されます。アルコールが血中に存在するときは，CYPを介する薬物の代謝が抑制され，ワルファリンの作用が増強するので大量摂取は避ける必要があります。

　このようにワルファリンはDOACと異なり，薬効が食事に影響される薬剤であるため，今まで良好にPT-INRがコントロールできていた患者に突然PT-INRの変動がみられたときには，食事の変化（納豆の摂取，緑黄色野菜の大量摂取，持続する食事摂取量の低下など）にも着目して患者から聞き取りを行いましょう。

●引用文献

1)　青﨑正彦，他・監：Warfarin適正使用情報 第3版（更新第9版）．エーザイ株式会社，2019
2)　厚生労働省：「日本人の食事摂取基準（2015年版）」策定検討会報告書．2014

CQ 5 心房細動に対する抗凝固療法の リスクスコアはどう使えばいい？

A 心房細動の抗凝固療法に関係する代表的なリスクスコアとして，CHADS₂（CHA₂DS₂-VASc）スコアとHAS-BLEDスコアがあります。本書では，抗凝固療法の導入基準として基本的にCHADS₂スコアを利用し，HAS-BLEDスコアはあくまでリスクの指標，また出血リスクを低減させるうえでの注意点という扱いにしています。

なお，両者を直接比較して抗凝固療法の適否を検討することはできません。血栓塞栓症と出血リスクを差し引きする場合は，「ネットクリニカルベネフィット」という考え方が必要です。実際にCHADS₂スコアの低い症例では，この考え方に基づきDOAC使用の妥当性が検証されています。

心房細動（AF）に対する抗凝固療法の代表的なリスクスコアとして，血栓塞栓症リスクスコア（CHADS₂/CHA₂DS₂-VAScスコア），出血リスクスコア（HAS-BLEDスコア）は本書でもたびたび登場します。ここでは，その意義と実際の使用法について考えていきます。

抗凝固療法の開始基準としてのCHADS₂スコア

AFの患者すべてに抗凝固療法をすべきなのでしょうか？　AFは，あくまで脳卒中などの血栓塞栓症リスクを高める因子の一つにすぎません。例えば，高血圧症，糖尿病などさまざまな血栓塞栓症のリスク因子を有する高齢患者と，ごく一過性のAF以外リスクがまったくない若年患者が同じリスク

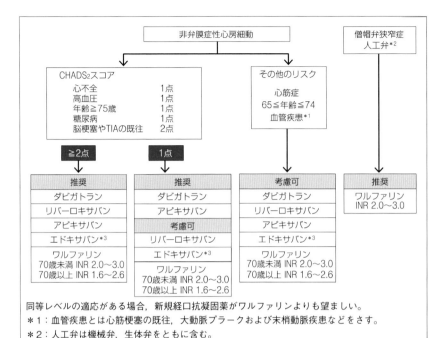

図　心房細動における抗血栓療法

〔日本循環器学会．心房細動治療（薬物）ガイドライン2013年度改訂版. http://www.j-circ.or.jp/
guideline/pdf/JCS2013_inoue_h.pdf（2019年10月閲覧）より〕

とは考えにくいですよね。

1. CHADS₂スコアに基づく血栓塞栓症のリスク層別化

　心房細動における抗凝固療法の判断基準として使用されるCHADS₂スコ
アの登場は意外に古く，2001年に論文[1]発表され，わが国では『心房細動治
療（薬物）ガイドライン（2008年改訂版）』からCHADS₂スコアによる血栓
塞栓症のリスク層別化が採用されています（p.46のCQ2の図を参照）。その
後，2011年のダビガトランを皮切りにDOACが登場し，2013年に改訂され
た現在のガイドライン[2]で血栓塞栓症に対する予防治療の適応基準と推奨薬
剤がCHADS₂スコアをもとに具体化（図）されたことで，血栓塞栓症のリ

スク層別化の考え方が普及していきました。

　現在のガイドライン[2]では，CHADS₂スコア2点以上で抗凝固療法による予防を推奨しています。CHADS₂スコア1点の患者はワルファリンの場合，血栓塞栓症と出血性合併症のリスクが拮抗するので考慮可となっている一方，DOACの一部（ダビガトラン，アピキサバン）は出血性合併症のリスクがワルファリンよりも低減するため推奨されています[3,4]。

　CHADS₂スコアは抗凝固療法の適応・導入を判断するうえで，医療従事者間だけでなく，患者にとってもその根拠を共有しやすくしたツールといえます。このような観点から，CHADS₂スコアについてはp.105以降の全症例に提示しています。

2. CHA₂DS₂-VAScスコアは低リスク群に対する評価

　CHADS₂スコアは，2点以上の高リスク群の検出には優れているものの，0～1点の低リスク群の扱いが曖昧になりやすいという課題がありました。このような低リスク群のなかでも抗凝固療法の必要性が高い患者を抽出する目的で，年齢による層別化と動脈疾患，性別などのリスク因子を加えたCHA₂DS₂-VAScスコア[5]が開発され，欧米のガイドラインではこれをもとに抗凝固療法の適応が推奨されています。

　しかしながらその適応はやや煩雑で，①わが国では必ずしもリスク因子とならない性別が含まれていること，②心筋症などわが国でリスク因子となっているものが含まれていないこと——などから，日本のガイドラインではCHA₂DS₂-VAScスコアは採用されていません。このため，本書でも基本的にはCHADS₂スコアの評価を踏まえての臨床判断を考えることにしています。

どのように **HAS-BLED** スコアを使えばいいのか？

　AFにおける抗凝固療法によるリスクコントロールが，高血圧症や脂質異常症などのリスクコントロールと同等に議論しにくいのは，降圧薬やスタチンなどに比べて生命に関わる副作用（大出血）リスクを一定程度伴うからです。それなりに出血リスクを有する患者では，抗凝固療法の是非や薬剤選択の判断は慎重にならなければいけません。

　このような出血リスクを評価するツールとして，HAS-BLEDスコア[6]が提唱されています。CHADS₂スコアとセットで議論されることが多く，一つの指標として一定の有用性はありますが，各項目の定義や考え方に注意する必要があります。

1. 各項目の重み付け

　HAS-BLEDスコアでは，表のとおりリスク因子である各項目に1点が割り

表　HAS-BLEDスコアの各リスク因子の点数とオッズ比

	リスク因子	点数	オッズ比（95％信頼区間）
H	Hypertension（コントロールされていない高血圧，収縮期血圧＞160mmHg）	1	高血圧：0.60（0.21-1.72）
A	Abnormal liver or kidney function（肝・腎機能障害）	1～2（各1点）	腎機能障害：2.86（1.33-6.18） 肝機能障害：－
S	Stroke（脳卒中）	1	脳卒中・TIA既往：0.94（0.32-2.86）
B	Bleeding（出血の既往・傾向）	1	出血既往：7.51（3.00-18.78）
L	Labile INRs（INR不安定）	1	PT-INR不安定：－
E	Elderly（＞65歳）	1	＞65歳：2.66（1.33-5.32）
D	Drug or Alcohol（薬剤*/アルコール常習）	1～2（各1点）	薬剤：0.81（0.43-1.51） アルコール：－

＊：NSAIDs，抗血小板薬

〔Pisters R, et al：Chest, 138：1093-1100, 2010をもとに改変〕

当てられ，それぞれの項目が同等のように扱われていますが，原著論文[6]を
みると各項目のオッズ比にはかなりばらつきがあります。

CHADS$_2$スコアではリスク因子の各項目のハザード比にそれほどばらつき
がない一方，HAS-BLEDスコアではオッズ比の記載のないものや有意でな
いものも含まれていることから，これらのリスク因子を同等と考えてよいの
か疑問が残ります。

2. 肝機能と腎機能は相当悪化しているケースのみ

　肝機能障害の定義は肝硬変，あるいは正常上限の2倍以上のビリルビン上
昇＋3倍以上のAST／ALT／ALP上昇と，相当悪化しているケースのことで
あり，軽度の肝機能異常程度ではこの定義に当てはまりません。

　また，腎機能障害の定義は維持透析や腎移植例，あるいは血清Cr
2.26mg/dL以上と，こちらも相当進行した腎機能低下例といってよいでしょ
う。この定義では，ワルファリンを使用する場合，当然出血リスクが高いこ
とは明白で，事実上DOACが使用困難なケース（クレアチニンクリアラン
ス 30mL／分未満）がほとんどといえます。また，軽度の肝・腎機能障害に
よる出血リスクは言及されていないことに注意が必要です。

3. PT-INR不安定はTTR 60％未満

　ワルファリン使用者におけるPT-INR不安定（labile INR）については，
定義上TTRが60％未満となっていますが，実臨床でTTRを確認することは
困難であり，実際はアドヒアランスの程度で判断するしかありません。

4. "薬物"の定義

　薬物には，抗血小板薬，NSAIDs以外にアルコールも含まれています。な
お，アルコール摂取の定義は週8単位以上の飲酒となっています。1単位（ア
ルコール12g）はビールで350mL，ワインは150mL，ウィスキーで30mLに
相当します。日本酒なら1合（＝1.5単位）程度です。つまり，ほぼ毎日飲

酒しているようなケースが対象です。

　結局HAS-BLEDスコアで出血リスクを予測できるのは，年齢の項目を除けば，ある意味誰がみても出血リスクの高い要因を有しているケースに限られます。しかもこのデータは，欧米のコホートEuro Heart Surveyで入院治療を受けた患者を対象に，その後の出血イベントを追跡して作成された評価法なので，人種差や社会状況の異なるわが国での実態を反映しているとはいいがたいところです。このような観点から，筆者個人としてはHAS-BLEDスコアを抗凝固薬の導入の判断基準に用いることはほとんどありません。出血リスクの評価というよりもむしろ，①血圧コントロール，②内服薬の再評価，③飲酒に関する指導——など，抗凝固療法における出血リスクを低減させるうえでの注意点として意識するという位置づけです。

　本書でも必要に応じてHAS-BLEDスコアは提示しますが，「HAS-BLEDスコア○点なので，抗凝固薬は控えたほうがいい」というような考え方はしていません。むしろ，抗凝固薬の導入に慎重になるべきは，併存疾患やフレイル，超高齢（p.164のケース⑧を参照），生活環境といった社会的要因のほうが大きいと考えます。

CHADS₂スコアとHAS-BLEDスコアは実臨床でどう利用すればいい？

　間違ってもCHADS₂とHAS-BLEDのスコア同士を直接比較して，抗凝固療法の適否を検討するようなことはしてはいけません。このようなスコアはわかりやすいためについ点数を比較しやすいですが，そもそも出所の異なる母集団から作成された指標であり，並べて比較することは原理的にできません。

　どうしても血栓塞栓症と出血リスクの差し引きを考えたいならば，「ネットクリニカルベネフィット」という考え方が必要です[4,5]。詳細は省略しま

すが，さまざまな研究結果を集積してそれぞれの発生リスクを重み付けし，出血と血栓塞栓症のリスクを差し引きするという考え方です。実際にCHADS₂スコアの低い症例では，このネットクリニカルベネフィットの考え方に基づきDOAC使用の妥当性が検証されています。

　以上のような観点から，本書では抗凝固療法の導入基準として基本的にCHADS₂スコアを利用し，HAS-BLEDスコアはあくまでリスクの指標，また出血リスクを低減させるうえでの注意点という扱いにしています。

●引用文献

1）　Gage BF, et al : Validation of clinical classification schemes for predicting stroke: results from the National Registry of Atrial Fibrillation. JAMA, 285 : 2864-2870, 2001

2）　日本循環器学会，他：心房細動治療（薬物）ガイドライン（2013年改訂版）. 2013

3）　Singer DE, et al : The net clinical benefit of warfarin anticoagulation in atrial fibrillation. Ann Intern Med, 151 : 297-305, 2009

4）　Banerjee A, et al : Net clinical benefit of new oral anticoagulants（dabigatran, rivaroxaban, apixaban）versus no treatment in a 'real world' atrial fibrillation population: a modelling analysis based on a nationwide cohort study. Thromb Haemost, 107 : 584-589, 2012

5）　Lip GY, et al : Identifying patients at high risk for stroke despite anticoagulation: a comparison of contemporary stroke risk stratification schemes in an anticoagulated atrial fibrillation cohort. Stroke, 41 : 2731-2738, 2010

6）　Pisters R, et al : A novel user-friendly score（HAS-BLED）to assess 1-year risk of major bleeding in patients with atrial fibrillation: the Euro Heart Survey. Chest, 138 : 1093-1100, 2010

CQ 6 維持透析を含む末期腎不全患者に 抗凝固薬を投与してもいい？

A 末期腎不全患者に対する抗凝固薬投与は，慎重を期する必要があります。というのも，古くから末期腎不全は血栓塞栓症のリスクであるとともに，出血リスクも高いといわれているからです。特に透析患者では，透析で使用するヘパリンによりワルファリンの作用が増強されるおそれがあるため，ワルファリン投与を行う場合も PT-INR 2.0 未満を維持するよう努める必要があります。

このような未解決領域の抗凝固療法では，リスクとベネフィットをよく考え，①患者や家族が納得，理解できる臨床的な決断を行うこと，②そのプロセスや根拠をカルテや薬歴上で第三者にもわかりやすく記録すること——が大切です。

　ワルファリンによる血栓塞栓症の予防効果には，約64％の相対リスク低下という有名な報告[1] がありますが，実はこの報告ではクレアチニンクリアランス（Ccr）30mL/分未満のケースは除外されています。よって，高度な腎機能低下患者で本当に心房細動による血栓塞栓症の予防に抗凝固療法が有効かどうかはまだわかっていません。いくつかの小規模の観察研究では，いわゆる慢性腎臓病のステージG4，5といった末期腎不全，あるいは維持透析患者における抗凝固療法の報告がありますが，いずれも結果はさまざまです。

　比較的大きな母集団の研究結果として，2014年に発表されたデンマークのナショナルレジストリをもとにした研究[2] では，慢性腎臓病あるいは透析患者に対するワルファリンの抗凝固療法により総死亡率が低下することが報告されています。特にCHA$_2$DS$_2$-VAScスコア● 2点以上のハイリスク群にお

いて，リスクとベネフィットを勘案した結果，いわゆるネットクリニカルベネフィットとしてその有効性が示されました。しかしながら，これはあくまでデンマークのナショナルレジストリに基づいた研究結果であって，前向きのランダム化比較試験が行われたわけではありません。そのため，この結果だけをもって抗凝固療法が推奨されることはありません。また，出血リスクが高いとされる日本人を含めたアジア人種でのデータも十分ではありません。

　ようするに，この領域については，現段階では「まだよくわからない」というスタンスにならざるをえないのです[3]。

 ## 投与する際の注意点

　なお現在，日本透析医学会の『血液透析患者における心血管合併症の評価と治療に関するガイドライン』[4]では，透析患者におけるワルファリン投与は原則禁忌と記載されており，投与する場合であっても出血リスクに配慮し，PT-INR 2.0未満を維持することが推奨されています。しかし，このような患者においてワルファリンを上手にコントロールすることは難しく，透析時の採血により適宜PT-INRをモニタリングして慎重に管理しなければなりません。もちろんDOACは，末期腎不全患者では禁忌ないし慎重投与となっており，ダビガトランではCcr 30mL/分未満が禁忌，それ以外のXa阻害薬でも15mL/分未満で禁忌となっています。しかも，このCcrは容易に変動するため，末期腎不全患者で抗凝固療法が必要な場合には，基本的にワルファリンを使用するべきでしょう。

　筆者自身，透析患者への抗凝固療法はケースバイケースです。心原性脳梗塞既往やCHADS2スコアで血栓塞栓症ハイリスクのケースでは慎重にワルファリンを投与するものの，出血リスクが高すぎると考えられる場合はその

ⓐ：CHADS2スコアのリスク項目に，①血管疾患（心筋梗塞の既往，末梢動脈疾患，大動脈プラーク），②年齢（65〜74歳），③性別（女性）の3つを加えた評価方法（8項目，9点満点）。「年齢75歳以上」は1点から2点に引き上げられている。p.54のCQ5を参照

事情を説明し，患者や家族の納得を得たうえで，抗凝固療法を断念せざるを
えなかったことも経験しています。この場合の出血ハイリスクの判断に，
HAS-BLEDなどのスコアをそのまま用いることは必ずしも適切ではありま
せんが，それでも出血性疾患の既往，抗血小板薬の併用，ワルファリン代謝
に関連する肝機能障害など，HAS-BLEDスコアの各リスク因子を考慮する
ことは重要です。このほか，高齢者に多い転倒や転落による外傷リスク（フ
レイル，サルコペニア），アドヒアランス低下（p.78のCQ10を参照）といっ
た社会的な要因も考慮しなくてはいけません。

　このクリニカルクエスチョンは，単純にスコアリングの大小で解決できる
問題ではなく，患者固有のリスクの重み付けを考え，患者やその家族とディ
スカッションするなかでその最適解が決定されるものと考えます。

 ## プロセスを記録に残す

　未解決の領域における抗凝固療法の是非は誰も明確な答えをもっているわ
けではありません。どのようなプロセスで患者固有のリスクとベネフィット
を評価したかを明らかにしておくこと，そしてそれを患者や家族に伝え，相
談して出た結論のプロセスを第三者にもわかるようにカルテや薬歴に記録を
残しておくことが重要でしょう。また，このようなdecision makingは患者
を取り巻く環境や，年齢を重ねるごとに定期的に再評価することが大切[5] で
す。

●引用文献
1)　Hart RG, et al : Meta-analysis: antithrombotic therapy to prevent stroke in patients who
　　have nonvalvular atrial fibrillation. Ann Intern Med, 146 : 857-867, 2007
2)　Bonde AN, et al : Net clinical benefit of antithrombotic therapy in patients with atrial
　　fibrillation and chronic kidney disease: a nationwide observational cohort study. J Am Coll
　　Cardiol, 64 : 2471-2482, 2014
3)　Patel MR, et al : Oral anticoagulation in patients with end stage renal disease and atrial
　　fibrillation: the need to evaluate net clinical effect. Circulation, 133 : 242-244, 2016

4)　日本透析医学会：血液透析患者における心血管合併症の評価と治療に関するガイドライン．日本透析医学会雑誌，44：337-425，2011

5)　Ali A, et al : Stroke prevention with oral anticoagulation in older people and atrial fibrillation — a pragmatic approach. Aging Dis, 3 : 339-351, 2012

CQ 7 肝機能低下患者に抗凝固薬が必要な場合，どういう点に気をつける？

A 肝機能低下は薬物の代謝に関わる臓器の機能低下である以上，常に"効きすぎ"のリスクがあります。特に投与を慎重に考慮すべきはChild-Pugh分類B，Cのケースです。抗凝固薬を投与するベネフィット（将来的なイベント抑制）と出血のリスクを常に天秤にかけて投与の適否を考慮しましょう。なお，投与する場合も禁忌の薬剤があるので注意が必要です。

　現在使用されている抗凝固薬の多くは程度の差はあるものの，少なからず肝臓での代謝を受けます。よって，肝機能低下患者への抗凝固薬の使用は，常に出血リスクを意識する必要があります。明らかな出血傾向や，凝固異常を伴う肝障害のケースでは，実際のところ抗凝固薬を使用することは出血リスクの観点から回避すべきでしょう。

投与する際の注意点

　ワルファリンはその作用機序からも当然，肝機能の影響を受けますので，進行した肝障害，肝不全においてはPT-INRが変動しやすくなることが想定され，十分な注意が必要です。

　DOACのなかでも，肝機能に関してはっきりと禁忌が示されている薬剤はリバーロキサバンです。主にChild-Pugh分類B，Cに対して禁忌となっています。リバーロキサバンは投与量の2/3が肝臓で代謝されるという特性があるうえに，リバーロキサバン自体が肝障害の副作用リスク[1]になるとの報

告もあります。その後にDOACで薬物性肝障害との関連はないとする報告[2]も発表されていますが，リバーロキサバンはその代謝経路の特性から肝障害患者への第一選択肢とすべきではないでしょう。

その他，アピキサバン，エドキサバンは腎排泄や胆汁排泄など他の経路を利用していることもあり，リバーロキサバンのような禁忌表記はありませんが，それでもChild-Pugh分類B，Cなどの肝障害患者に対する投与は慎重にならなければいけません。なお，ダビガトランだけはほぼ腎排泄ないし胆汁排泄であり，肝障害の影響は受けないため，特にこの点についての言及はありません。ただし，肝障害が進行しているケースでは，凝固異常のほかに腎機能が低下している（肝腎症候群）ことも多く，結局使用には制限が生じる可能性があります。

以上のような条件を踏まえると，慢性的な肝障害患者（少なくともChild-Pugh分類Aまで）に対して抗凝固療法を検討する場合には，リバーロキサバン以外のDOACもしくはワルファリンであれば，使用は可能と考えてよいでしょう。2018年に発表された論文[3]では，Child-Pugh分類Aであれば，すべてのDOACもしくはワルファリンが使用可能とされています。

 ## 出血リスクの層別化

出血リスクを明確にするのは困難ですが，肝機能低下患者では血清Alb，あるいは腎機能（血清Cr）に注目したいところです。血清Alb値は肝臓での合成能を反映しており，Child-Pugh分類でも死亡リスクとの関連が指摘されています[4]。また，腎機能の低下は出血リスクとなることが知られています。

肝障害患者へのワルファリンの使用にあたっては，これら2つの項目を利用したリスクの層別化が提案されています[4]。それによれば，血清Cr 1.0〜2.0mg/dLを1点，同2.0mg/dLより高い場合を2点，血清Alb 2.5〜3.49g/dLを1点，同2.5g/dL未満を2点とし，0〜4点のスコアリングでリスクの層別

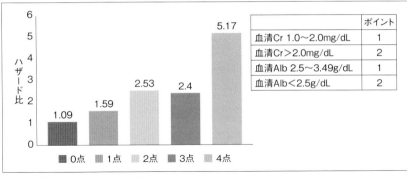

	ポイント
血清Cr 1.0〜2.0mg/dL	1
血清Cr＞2.0mg/dL	2
血清Alb 2.5〜3.49g/dL	1
血清Alb＜2.5g/dL	2

図　肝障害患者における出血リスク

〔Efird LM, et al : Circ Cardiovasc Qual Outcomes, 7 : 461-467, 2014より〕

化を行ったところ，図のような出血リスク（ハザード比）が示されています。

　まとめると，肝機能低下患者においては次のようになると考えます。

・Child-Pugh分類（血清TB値，血清Alb値，PT-INR，腹水，肝性脳症の有無）で肝機能の評価を行う

・Child-Pugh分類B，Cでは，原則，抗凝固療法は相当慎重に検討する（禁忌に注意）

・Child-Pugh分類Aであっても血清Alb値，腎機能を評価し，リスクが高い場合にはそのメリットとデメリットを天秤にかけて検討する

●引用文献

1) Raschi E, et al : Liver injury with novel oral anticoagulants: assessing post-marketing reports in the US Food and Drug Administration adverse event reporting system. Br J Clin Pharmacol, 80 : 285-293, 2015

2) Caldeira D, et al : Risk of drug-induced liver injury with the new oral anticoagulants: systematic review and meta-analysis. Heart, 100 : 550-556, 2014

3) Qamar A, et al : Oral anticoagulation in patients with liver disease. J Am Coll Cardiol, 71 : 2162-2175, 2018

4) Efird LM, et al : Stratifying the risks of oral anticoagulation in patients with liver disease. Circ Cardiovasc Qual Outcomes, 7 : 461-467, 2014

CQ 8 抗凝固療法の効きにくい患者とは？

A ワルファリンを使用する場合，なかなかPT-INRの延長が認められない "耐性" のようなケースに出くわすことがあります。その原因として，①ワルファリンの効果自体を失わせる代謝酵素CYP2C9の影響，②ワルファリンが作用する相手であるビタミンKエポキシドレダクターゼとよばれる酵素自体の遺伝子多型との関連——などがあります。特に代表的なCYP2C9を増やす（誘導）薬剤を押さえておくことは重要です。また，DOACの場合は吸収と代謝の過程で薬物相互作用により効果が減弱することがあることも押さえておきましょう。

　ワルファリンを使用してもなかなかPT-INRが延長せず，用量がどんどん増えていくようなケースに遭遇したことはありませんか？　一般的に1日15mgを超える用量が必要な場合をワルファリン耐性とよびます[1]。これほど増えるケースはまれかもしれませんが，それなりに高い用量が必要な場合にはいくつかの因子が影響している可能性が考えられます。ワルファリンが効きにくい要因として，アドヒアランスの低下や，ビタミンKを多く含有する食品やサプリメントなどの摂取歴がありますが，ここではワルファリンの薬物動態や感受性に関わる要因について説明します。

　ワルファリンは，ビタミンKエポキシドレダクターゼ（VKOR）とよばれる酵素を阻害することで，ビタミンK依存性凝固因子（II，VII，IX，X）の活性化を間接的に阻害し，抗凝固効果を発揮します（図1）。まず理解しやすくなるように，思い切って図2Aのような概念図を思い浮かべることにします。ワルファリンは腸から吸収されると，肝臓のなかで図1の作用を発揮

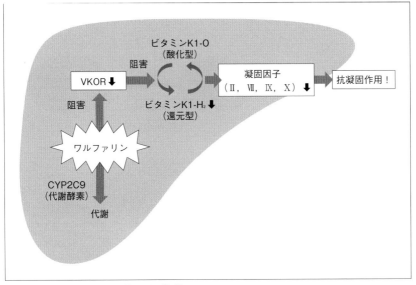

図1　ワルファリンの作用と代謝

しますが，それと同時にCYP2C9とよばれる酵素で代謝を受け，効果が減弱していきます。つまり，VKORに対する薬効と，CYP2C9による代謝で効果が失われる作用が綱引きをしている状況です。

では，ワルファリンが効きにくい状況とはどのようなことが考えられるでしょうか。

ワルファリンが効きにくい状況——CYP2C9の誘導，遺伝子多型

もしも図2Bのように，CYP2C9がどんどん増えていくようなことになれば，ワルファリンはどんどん代謝されて効果が発揮できませんね。この「CYP2C9がどんどん増える」という状況を，薬理学では「CYP2C9を誘導する」といいます。このような作用を有する代表的な薬剤として，リファンピシン（抗結核薬），フェニトインやカルバマゼピン（抗てんかん薬）などがあります[2]。抗凝固療法の臨床では，この3種類を知っておけば十分でしょ

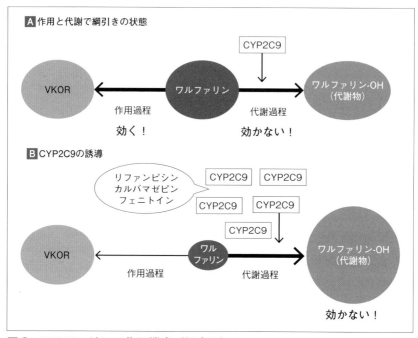

図2　ワルファリンの作用機序（概念図）

う。もう1つのパターンとしては，患者がワルファリンの効きにくい体質で
ある場合です。ワルファリンが作用するのはVKORというビタミンKを活
性化させる酵素ですが，この効き具合を規定する遺伝子（*VKORC1*）に違
いのある人（遺伝子多型）ではワルファリンに反応しにくい，つまり感受性
が低いため効果が発揮されません[3]。

　ようするに，ワルファリンが効きにくいケースにはアドヒアランスやビタ
ミンK摂取の問題以外に，ワルファリンを代謝するCYP2C9を誘導する薬剤
を使用している場合と，遺伝的にワルファリンに反応しにくい場合の2つが
あるのです。やはり，併用薬の確認は大事ですね。そして*VKORC1*遺伝子
多型は，実臨床でその存在を確認することは難しいですが，併用薬に問題が
ないにもかかわらずワルファリンが効きにくいケースでは，このような遺伝
子の問題が潜んでいる可能性があります。実臨床でこのような患者に遭遇し

た場合には，DOACに変更できないか検討したほうがよいでしょう。

 ## DOACが効きにくい状況

　DOACの場合は，どうでしょうか。DOACは直接的に凝固因子に作用する薬剤ですからVKORに関わる問題はありません。あるとすれば，何らかの理由でDOACが体内で利用されにくい状況です。これには，①吸収したDOACが再び排泄されてしまう，②どんどん代謝を受けて効果がなくなる——のいずれかが考えられます。

　DOACに限りませんが，薬剤はいったん腸管から吸収されてもすべてが有効活用されるわけではなく，再び腸管内に排泄され，残った一部の薬剤が薬効を発揮します。その際，どれだけ血中に入ったかを示す指標を生物学的利用率といい，ダビガトランで6％程度，リバーロキサバンで66〜100％程度とされています[4]。生物学的利用率の低い薬剤は，消化や吸収の影響を受けやすくなります。ダビガトランの場合，腸管上皮の細胞膜にあるP糖タンパクにより吸収されたダビガトランの前駆体（ダビガトランエテキシレート）が，P糖タンパクにより排出されます。このP糖タンパクが増える（誘導される）薬剤が使用されると，吸収されたそばからどんどん排出されるため効果がなくなるのです。DOACのなかではエドキサバンもこのP糖タンパクの関与が指摘されており，ダビガトランとエドキサバンはP糖タンパクを誘導・阻害する薬剤により影響を受けることが添付文書でも注意喚起されています。

　そして，実はこのP糖タンパクを増やす（誘導する）薬剤は，前述のCYP2C9を誘導する薬剤と重なります。すなわち，リファンピシン，フェニトイン，カルバマゼピンです。さらにいえば，DOACを代謝する酵素（CYP3A4）を誘導するのも同じ3剤です。結局，抗凝固療法においてこの3つの薬剤を服用している患者は要注意ということです。

まとめると，抗凝固薬が効きにくい場合は以下のような対処になります。

・アドヒアランスを確認する

・ワルファリンの場合は，ビタミンK含有量の多い食事がないか確認する

・ワルファリンとDOACいずれの場合も，抗結核薬（リファンピシン），抗てんかん薬（フェニトイン，カルバマゼピン）を併用していないか確認する

・ワルファリン服用患者で遺伝子多型の関与が疑われる場合はDOACへの変更を検討する

●引用文献
1) Osinbowale O, et al : An algorithm for managing warfarin resistance. Cleve Clin J Med, 76 : 724-730, 2009
2) 志賀剛：医療現場で注意すべき薬物相互作用. 臨床薬理, 44：490-494, 2013
3) Wadelius M, et al : Pharmacogenetics of warfarin: current status and future challenges. Pharmacogenomics J, 7 : 99-111, 2007
4) Hinojar R, et al : New oral anticoagulants: a practical guide for physicians. Eur Heart J Cardiovasc Pharmacother, 1 : 134-145, 2015

CQ 9 PT-INRが変動しやすい患者の マネジメントはどうすればいい？

A ワルファリンコントロールにおいては，時にPT-INRが治療域から容易に逸脱しやすい患者に遭遇します。このような"labile INR"は，ワルファリン特有の相互作用が関連していることがあり，併用薬の確認などで回避可能なこともあります。一方で，原因が特定できないものや，患者のそのときどきの状態によって起こるものなど，予測困難なケースにも遭遇します。DOACへの変更が可能なケースでは，積極的に変更を考慮したほうがよいでしょう。DOACの使用困難例では，ワルファリンを継続せざるをえませんが，labile INRは出血や血栓塞栓症イベントの発症リスクとなるため，投与の是非も含めて慎重に検討，フォローしていく必要があります。

　ワルファリンコントロールを行っていると，きめ細かくフォローしてもPT-INRが治療域にうまく入らず難渋するケースに遭遇することがあります。このようにPT-INRが大きく変動し，治療域をうまく維持できない状態のことを"labile INR"とよびます。

　labile INRの定義はさまざまですが，この用語は出血リスクスコアであるHAS-BLEDスコアの原著論文で有名になり，PT-INR不安定，高値またはTTR（time in therapeutic range）が60%未満と定義されています[1, 2]。この論文で示されているとおり，labile INRは出血性合併症の発症リスクとされます。また別の報告では，TTR 65%未満は抗凝固薬の効果がないことが示されており，PT-INRの変動は合併症の発症リスクとなるだけでなく，血栓塞栓症予防のメリットまで失われてしまうことが問題になります[3]。この

ようなlabile INRでは，もちろん内服できていないといったアドヒアランスの問題はありますが，ここでは主に加齢（p.78のCQ10を参照）を除く生体側の要因について考えてみましょう。

PT-INRが延長しない場合

　ワルファリンを使用してもPT-INRが延長しない要因については主にp.68のCQ8でも述べましたが，これはワルファリン耐性という状態です。アドヒアランスが良好であってもなかなか効いてこないケースでは，①ビタミンK含有食品の摂取，②ワルファリンの効果自体を失わせる代謝酵素CYP2C9の影響，③ワルファリンが作用する相手であるVKORとよばれる酵素自体の遺伝子多型――が関連していることがあり，まずはビタミンK摂取の状況とCYP2C9の誘導薬の使用について確認が必要です。*VKORC1*遺伝子多型が関連する場合には，比較的高用量のワルファリンでなければ治療域に達することは難しく，このようなケースではDOACへの変更は有効です。

PT-INRが延長しやすい場合

　PT-INRが延長しやすい場合には，①ビタミンKが少ない状態，②CYP2C9阻害薬の併用，③CYP2C9が他の薬剤に奪われる（競合結合）――の3つのケースが考えられます。

1. ビタミンKが少ない状態

　ビタミンKが体内で減少すれば当然，ビタミンK依存性凝固因子は減ってしまうので，血液は凝固しにくくなります。このような状態はどのようなときに起こるのでしょうか？　最も単純なのは摂食不良によるビタミンK欠乏状態です。それ以外にビタミンKが減ってしまうのは，消化管内のビタミンKを産生する腸内細菌叢が，抗菌薬などの長期使用により死滅してしまう場

合です。すなわち，長期にわたる栄養不良，抗菌薬使用などが行われると，少量のワルファリンでも容易にPT-INRが延長しやすくなります。

2. CYP2C9阻害薬の併用

CYP2C9が関与するのはどんなときでしょうか？　CQ8の図を再確認しましょう（p.70の図2Aを参照）。ワルファリンはVKORに作用する方向の反応と，CYP2C9により代謝される方向の反応の綱引き状態というメカニズムでしたね。ということは，代謝酵素であるCYP2C9を打ち消す薬（阻害薬）があれば，VKORに作用する方向に反応が進み，ワルファリンの効果が増強することがわかります（図1）。

このようなCYP2C9阻害薬の代表的なものに，ブコロームやベンズブロマロン，そしてアミオダロンの代謝物であるデスエチルアミオダロンがあります。ブコロームは，かつてワルファリン耐性の患者において，あえて併用することでワルファリンの使用量を減らすという，ややアクロバティックな使い方も比較的よく行われていました（p.41のQ13を参照）。実際，ワルファリンが10錠を超えても効かないような患者には有効で便利だったのですが，当然のことながら効きすぎるリスクを孕んでいます。そのため筆者としては，DOACが一般的になった現在においてはこのような使い方は抑制的であるべきだと考えます。やむなく使用する場合でも，患者に説明し，同意を得て使用すべきでしょう。

3. CYP2C9の競合結合

CYP2C9がほかに奪われ，ワルファリンが代謝されにくくなるケースがあります。その代表的な薬剤がNSAIDsです。NSAIDsもCYP2C9で代謝されるため，この酵素に対する結合が競合し，ワルファリンが代謝されにくくなるのです（図2）。さらにワルファリンは服用後，上部消化管で完全に吸収され，血液中でアルブミンと結合しなかった1〜10%の遊離型が作用しますが，NSAIDsはアルブミンと結合してしまうため，併用すると結果的に遊離

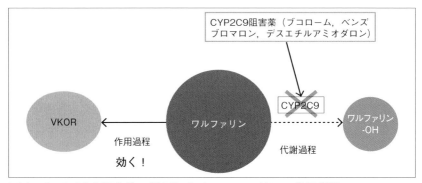

図1　CYP2C9阻害薬の併用によるワルファリンの作用増強

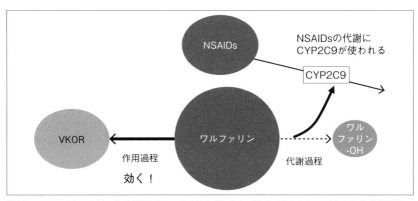

図2　ワルファリンとNSAIDsの競合結合に伴うワルファリンの作用増強

型のワルファリンが増加してしまうのです。そのため，例えば肺炎を併発した高齢者が食事を摂れないような状況で抗菌薬を使用し，解熱目的にNSAIDsを併用するような状況が続くと，PT-INRは容易に延長することが予想されます。

実際のマネジメント

　さまざまな相互作用や薬物代謝の問題があることはすでに述べたとおりですが，臨床経験からlabile INRの原因は，やはりアドヒアランスの不良が最

も多い印象をもっています。したがって，まずは内服状況をしっかりと確認したうえで，①ビタミンKの関与，②CYP2C9阻害薬の併用，③競合結合する基質となる薬剤の併用――を確認する必要があります。

　また，labile INRに対してPT-INRのモニタリングをきめ細やかに行うのも一つの方法と考えられます。現在，頻回かつ迅速なチェックに有用なPT-INRの測定機器として，CoaguChek XS®（ロシュ・ダイアグノスティックス社）が市販されています。これは，血糖測定と同様に少量の指頭血の採取ですぐにPT-INRが確認できる測定機器ですが，測定に使用するテストストリップが保険償還されておらず，現状そのコストをカバーできないという課題があります。そのため，実臨床では頻繁に使用することが難しいのが実情です。また，われわれの施設と京都市内の複数の循環器科クリニックで行った共同研究では，CoaguChek XS®でPT-INRが常に安定しているケースでは問題ないものの，labile INRのため細やかにワルファリンの投与量を変更したケースではかえってさまざまなイベントが増加するという逆説的な結果も確認されており[4]，頻回のPT-INRモニタリングでlabile INR患者のワルファリンコントロールを解決できるとはいえない可能性があります。したがって，labile INRの原因が解決できない場合は，DOACへのスイッチを積極的に考慮したほうがよいと思われます。

●引用文献
1）　Pisters R, et al : A novel user-friendly score（HAS-BLED）to assess 1-year risk of major bleeding in patients with atrial fibrillation: the Euro Heart Survey. Chest, 138 : 1093-1100, 2010
2）　Lip GY, et al : Comparative validation of a novel risk score for predicting bleeding risk in anticoagulated patients with atrial fibrillation: the HAS-BLED（hypertension, abnormal renal/liver function, stroke, bleeding history or predisposition, labile INR, elderly, drugs/alcohol concomitantly）score. J Am Coll Cardiol, 57 : 173-180, 2011
3）　Connolly SJ, et al : Benefit of oral anticoagulant over antiplatelet therapy in atrial fibrillation depends on the quality of international normalized ratio control achieved by centers and countries as measured by time in therapeutic range. Circulation, 118 : 2029-2037, 2008
4）　溝渕正寛，他：CoaguChek XSを用いた高齢患者のワルファリン治療の実際とその有用性．日本心臓病学会誌，8：7-13，2013

CQ 10 高齢者の抗凝固療法で注意することは？

A 高齢者の抗凝固療法において，まず注意すべきは出血の問題です。薬物代謝能の低下から抗凝固効果が強く出やすいという生理的背景が，その大きな要因です。一方で，高齢者は心血管系イベントの発生が多いこともまた事実であり，個別の患者背景を踏まえたうえで治療の是非を検討するバランス感覚が医療従事者に求められます。

また，高齢者特有のフレイルやサルコペニアが心血管系イベントの発症リスクとして注目されているほか，アドヒアランス，ポリファーマシーといった構造的・社会的背景そのものが死亡リスクに関連しているといわれています。木だけでなく，森を見る視点が大切です。

高齢者に特徴的な背景

高齢者は，さまざまな理由で薬物の反応性が変化しやすくなります。その原因として，①肝機能低下による薬物代謝能の低下，②腎排泄能の低下，③血中アルブミン低下，④体内脂肪量増加，体内水分量低下による分布の変化，⑤薬物感受性の変化——などが指摘されています[1]。特に薬物のクリアランスは20〜30代と80代を比較すると，半分以下になることも報告されており[2]，注意が必要です。

高齢者に対してワルファリンを使用する場合，上記のような背景からPT-INRの変動が起こりやすく（PT-INRのその他の変動要因はp.73のCQ9を参照），またDOACであっても腎機能の低下により薬剤の効果が強く現れるリスクがあり，投与量については適宜，腎機能を確認して設定を考える必要が

あります。

　それ以外に，近年ではポリファーマシー，アドヒアランス，加齢に伴うフレイルやサルコペニアなどがイベントの発生リスクに強く関連していることが指摘されています。ポリファーマシーでは，使用薬剤数の増加に伴って出血リスクが上昇することが示されており[3]，2015年に発表された『高齢者の安全な薬物療法ガイドライン』では出血リスクを勘案し，抗凝固薬を使用するうえでは併用する複数の抗血栓療法をできる限り減らして単剤とすることが推奨されています[4]（抗血小板薬との併用はp.99のCQ17を参照）。また，フレイルはそれ自体が心血管リスクであり[5]，転倒や転落のリスクも高く，抗凝固療法の患者においては転倒による出血リスクが懸念されます。

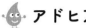

アドヒアランスの低下要因

　アドヒアランスの低下要因としては，①年齢（65歳以上），②うつ，③認知症，④5剤以上の内服——などが指摘されており[6]，まさに現代の高齢者はアドヒアランスの低下因子を抱えているといえます。そして，比較的ワルファリンよりも管理が容易なDOACであっても，アドヒアランス低下の結果，イベントの発生リスクが高まることが報告されています[7]。最近では，DOAC投与患者のアドヒアランスの低下は，ワルファリン投与患者のアドヒアランスが低下するよりも予後が不良であるという結果[8]も報告され，患者が内服を継続するうえでどのような障害があり，それに対してどのようなサポートが得られるかを考慮した処方が求められます。

定期的に評価を行い，抗凝固療法を検討

　このように高齢者の抗凝固療法は，個別のリスクを患者背景まで含めて検討し，抗凝固療法を行うかどうかの是非を含め複雑な判断が求められます（p.164のケース⑧を参照）。実臨床では，医師の判断だけではなく，薬剤師

や看護師などによる患者本人やその家族からの情報収集をもとに最適解を求めていくしかありません。この点において，多職種での関わりが重要になります。そして検討の結果，「抗凝固療法を行わない」という判断もありうるでしょう。その場合も，その判断に至るプロセスを明らかにしておくことが大事です。現時点で抗凝固療法を行っている高齢者も，治療経過のなかで定期的に再評価を行い，抗凝固療法の是非を検討し続けていく必要があります。抗凝固療法を中止したほうがよいという判断をする場合には，そのことを論理的に説明できなければいけません。高齢者の薬物療法全般にいえることですが，病態や薬効だけでなく，患者を取り巻く背景を含めた〝森を見る〟姿勢が，安全な抗凝固療法を行ううえで重要なのです。

●引用文献
1) 谷川原祐介：高齢者の薬物動態；最近の進歩. 日本老年医学会雑誌, 40：109-119, 2003
2) Ginsberg G, et al：Pharmacokinetic and pharmacodynamic factors that can affect sensitivity to neurotoxic sequelae in elderly individuals. Environ Health Perspect, 113：1243-1249, 2005
3) Piccini JP, et al：Polypharmacy and the efficacy and safety of rivaroxaban versus warfarin in the prevention of stroke in patients with nonvalvular atrial fibrillation. Circulation, 133：352-360, 2016
4) 日本老年医学会, 他・編：高齢者の安全な薬物療法ガイドライン2015. メジカルビュー社, 2015
5) Sergi G, et al：Pre-frailty and risk of cardiovascular disease in elderly men and women: the Pro.V.A. study. J Am Coll Cardiol, 65：976-983, 2015
6) Emren SV, et al：Drug adherence in patients with nonvalvular atrial fibrillation taking non-vitamin K antagonist oral anticoagulants in Turkey: NOAC-TR. Clin Appl Thromb Hemost, 24：525-531, 2018
7) Shore S, et al：Adherence to dabigatran therapy and longitudinal patient outcomes: insights from the veterans health administration. Am Heart J, 167：810-817, 2014
8) Lakkireddy DR, et al：Lower adherence direct oral anticoagulants use is associated with increased risk of thromboembolic events than warfarin—understanding the real-world performance of systemic anticoagulation in atrial fibrillation. Heart Rhythm Society 2018 Scientific Sessions, abstract：B-LBCT02-03, Boston, 2018

微小脳内出血を指摘された患者の抗凝固療法は？

A 　微小脳内出血（CMB）は無症候性に頭部MRI撮影にて発見されることがあり，将来的な脳内出血のリスクになりえますが，現在のところCMBの存在をもって抗凝固療法の対応を変えるほどの根拠はありません。

　しかし，CMBの数が多いほど将来的な脳内出血のリスクは高まる傾向があるとの報告が多く，実臨床上はその他の出血リスクも勘案して，抗凝固療法の適否を個別に検討するしかないようです。

　微小脳内出血（cerebral microbleeds；CMB）は，マクロファージ内のヘモジデリン沈着によりMRIのT2*（ティーツースター）強調画像において，小さな低信号域として検出される所見です（図）。脳内出血患者のMRI検査時に発見されることが多く，その臨床的意義は現在のところ確立していませんが，高血圧性細動脈症と脳アミロイドアンギオパチー❶のマーカーとして認識されています。すなわち，CMBは微小血管レベルの障害を反映したものであるため，将来的な脳血管障害発生のリスクマーカーと考えられています。このようなCMBを有する患者において，抗凝固薬を使用する際の安全性が懸念されています[1]。

---

❶：脳の血管に特異的にアミロイドβタンパクが沈着し，血管壁の脆弱化が起こる疾患

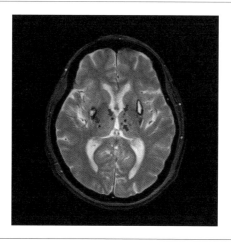

図　微小脳内出血のMRI（T2*強調画像）

〔横山貴一博士（横山病院）より提供〕

 ## CMBにより出血リスクが上昇

　2013年のCharidimouらの報告[2]では，CMBの存在により，将来的な再発性脳卒中全体の発生リスクがオッズ比（OR）で2.25，再発性脳内出血でOR 8.52，虚血性脳卒中でOR 1.55と報告されています。なお，このリスクには人種差があり，アジア人のコホートは欧米人のコホートと異なり脳内出血リスクが高く，虚血性脳卒中のリスクは低いとされています。

　CMBはその特性から，これまではどちらかというとラクナ梗塞やアテローム血栓性脳梗塞，あるいは脳内出血患者の調査が主体でした。そのため，本書のターゲットでもある非弁膜症性心房細動の患者における調査はあまり多くはありませんが，2018年に発表された英国のコホート研究（CROMIS-2試験）の結果[3]は興味深い内容です。この研究は，心房細動を有する軽症の脳梗塞ないし一過性脳虚血発作患者を対象としたもので，ワルファリンなどのビタミンK拮抗薬が62%，DOACが37%に使用され，約2年の追跡で，CMB群は非CMB群に比べて3.67倍の脳内出血発生リスクがあるという結果

でした。そして，CMBの数が増えるとよりリスクが高まるという傾向も，これまでの先行研究と同様に確認されています。

CMBは血管の脆弱性を示すマーカー？

　今後もCMBについて検討が進められると思いますので，この問題に対する結論を出すのは性急にすぎますが，これらの結果からCMBは血管の脆弱性を示すマーカーであり，抗凝固薬を使用している患者にとっては一つの出血リスク因子として考えてよいかもしれません。

　しかし，だからといって抗凝固療法をしなくてよいということではありません。心房細動患者における抗凝固薬の脳卒中予防効果については疑いのない事実なので，より個別にリスクとベネフィットについて検討を迫られるということでしょう。なお，この点に関してワルファリンがよいのか，DOACがよいのかについてもまだ結論は出ていません。特に，並存する動脈硬化性疾患に対しての抗血小板薬併用，いわゆるダブルセラピー例やHAS-BLEDスコア高値例においてCMBを指摘された場合には，出血リスクに少し重点をおいてみたほうがよいかもしれませんね。

●引用文献
1) Wang Z, et al : Cerebral microbleeds: is antithrombotic therapy safe to administer? Stroke, 45 : 2811-2817, 2014
2) Charidimou A, et al : Cerebral microbleeds and recurrent stroke risk: systematic review and meta-analysis of prospective ischemic stroke and transient ischemic attack cohorts. Stroke, 44 : 995-1001, 2013
3) Wilson D, et al : Cerebral microbleeds and intracranial haemorrhage risk in patients anticoagulated for atrial brillation after acute ischaemic stroke or transient ischaemic attack (CROMIS-2) : a multicentre observational cohort study. Lancet Neurol, 17 : 539-547, 2018

CQ 12 周術期の対応① ——ワルファリンの中止・継続・再開はどうすればいい？

> **A** 心房細動に対する抗凝固療法施行中の患者が手術を理由に抗凝固療法を中断することは，周術期の血栓塞栓症の発症リスクとなるため推奨されません。このため，抗凝固療法継続のまま手術，もしくはヘパリンブリッジのいずれかの方法をとることが一般的です。
>
> ワルファリンは，一般的に中止後約4日でPT-INRが治療域以下となるため，それにあわせてヘパリン投与を計画しましょう。

　抗凝固薬を内服している患者が万一周術期に大出血した際には，救命のために速やかにその効果を消失させる必要があります。

　しかし，ワルファリンは中断後もその効果が一定期間持続します。さらに，周術期にあわせて抗凝固薬の内服を中断してしまうと，血栓塞栓症のリスクが懸念されます。このようなジレンマを解決する手段として，出血リスクが高い大手術や消化管内視鏡の出血高危険度手技においては，"ヘパリンブリッジ（ヘパリン化）"という方法が用いられています。これは主に用いられる未分画ヘパリンの半減期が45〜60分と短いうえに，プロタミン硫酸塩という拮抗薬（リバース）があるので，万一の場合でも効果を消失させることが比較的容易だからです。

ヘパリンブリッジ

1. 方　法

　ワルファリンが一般的な治療域であるPT-INR 2.0〜3.0でコントロールされている場合，PT-INRが1.5まで低下するには，約4日を要します[1]。よって，施術の3〜5日前からワルファリンを中止したうえ，静注用未分画ヘパリン1日10,000〜20,000単位の持続静注，もしくは皮下注用未分画ヘパリン10,000〜15,000単位の皮下注（12時間ごと）のいずれかをワルファリン中止後に開始します。一般的には，ヘパリンを投与してAPTTが正常対照のAPTTに比べて1.5〜2.5倍の時間となるようにヘパリンの投与量を調節します（対照のAPTTが30秒なら，45〜75秒くらいを目標とする）[2]。

　手術時は術前4〜6時間程度で，ヘパリンの中止ないしプロタミン硫酸塩静注でのリバースを行い，術後は可能な限り速やかにヘパリン投与を再開します。

　経口摂取が可能となれば，ワルファリンも並行して再開し，PT-INRが1.6となるまでヘパリンも併用します。

2. 問題点

（1）開始と再開のタイミング

　ところで，このヘパリンブリッジは，開始と再開のタイミングが結構悩ましいのです。

　まず開始時ですが，PT-INRが治療域以下になるまでの間にヘパリンが効いている状態にする必要があります。ワルファリン中止と同時にヘパリンを開始すれば簡単ですが，一定期間，速効性のヘパリンの効果と治療域にあるワルファリンの効果が重複するので出血リスクが高まります。毎日採血してPT-INRの低下をみながらヘパリンブリッジを開始すれば確かですが，毎日採血される患者の負担が大きいうえにワルファリン効果の消失時間には個人差がありますので，いつ，どのタイミングかということを正確に予測するこ

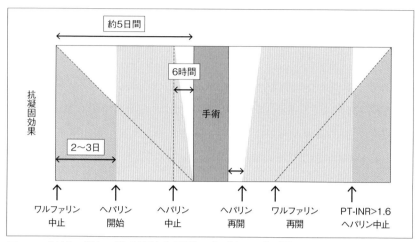

図　ヘパリンブリッジの開始と再開のタイミング（模式図）

とができません。結局，この辺が担当医のさじ加減ということになってしまいます。

　筆者は図のようなイメージで，PT-INRが低下するタイミングを見計らってヘパリンブリッジを行っています。また，再開時には常に術後出血の懸念があり，出血が遷延しているような患者ではヘパリン再開も事実上困難で，抗凝固療法の中断期間が延長し，血栓塞栓症の発症リスクが高まります。

（2）入院期間の延長

　そして，ヘパリンブリッジのもう1つの問題点は，入院期間が延びることです。皮下注で行うにしても連日来院が必要で，患者の負担，コスト，入院・通院期間の延長という問題が生じます。

　ヘパリンブリッジが『心房細動治療（薬物）ガイドライン2013年改訂版』[2]で推奨されていることは事実ですが，あくまで患者個々の病態，併用薬，出血リスク，背景などをよく考えて手術を行う担当医ともよく相談のうえ投与計画を考えましょう。

　なお近年，心房細動患者における周術期の低分子ヘパリンブリッジについ

ての研究結果が発表されています（BRIDGE試験）。これによると，ヘパリンブリッジをしなかったワルファリン中断群では，低分子ヘパリンによるブリッジを行った群と比べて，脳塞栓症の発症率は変わらず，大出血リスクは小さかったという結果になっています[3]。平均CHADS$_2$スコア2.3〜2.4の患者層という点には注意が必要ですが，ヘパリンブリッジの出血リスクについての示唆を与える結果といえそうです。この領域は今後ガイドラインも含め変わっていく可能性がありますので，注意が必要です（p.134のケース⑤を参照）。

●引用文献

1)　White RH, et al : Temporary discontinuation of warfarin therapy: changes in the international normalized ratio. Ann Intern Med, 122 : 40-42, 1995
2)　日本循環器学会，他：心房細動治療（薬物）ガイドライン（2013年改訂版）. 2013
3)　Douketis JD, et al : Perioperative bridging anticoagulation in patients with atrial fibrillation. N Engl J Med, 373 : 823-833, 2015

CQ13 周術期の対応② ——ヘパリンブリッジの有無はどう判断する？

A CQ12でも述べたとおり，原則として心房細動に対する抗凝固療法施行中の患者においては，手術に際しての中断は血栓塞栓症の発症リスクとなるので，推奨できません。一方で，ヘパリンブリッジがすべての手術に必要なわけでもありません。内服継続で手術可能な病態と，ヘパリンブリッジを要求される場合があることを押さえておきましょう。

　原則として，心房細動に対する抗凝固療法施行中の患者においては，手術に際しての中断は血栓塞栓症の発症リスクとなるので，中止は推奨できません。その根拠となったWahlのレビュー論文によると，抜歯のためにワルファリンを中断した493名（542症例）の抜歯により，血栓塞栓症を発症したのは5例（0.95%），そのうち4例が死亡するという結果が報告されました。抗凝固療法の中断による血栓塞栓症は致死的になりやすいということが明らかになったわけです[1]。つまり，原則として抗凝固療法は可能な限り中断することは避けたほうがよい，というのが現在のコンセンサスと認識しておくとよいでしょう。

　では，ヘパリンブリッジがすべての手術において必要かというとそんなことはありません。大まかにいえば，体表の小手術については，抗凝固療法の継続下での手術が推奨されています[2]。

　具体的には歯科抜歯，眼科白内障手術（角膜や水晶体に血管がないことから）や，その他の体表小手術などがこれに該当します。実際，歯科領域については歯科三学会合同で作成された『科学的根拠に基づく抗血栓療法患者の抜歯に関するガイドライン 2015年改訂版』で，抜歯前72時間以内にPT-

INRを測定してPT-INRが3.0以下であることを確認し，ワルファリン療法継続下で抜歯を行うことが推奨されています[3]。

　問題は大手術や，出血リスクが高く出血時に止血が容易でないケースです。この場合，「出血リスクが高い手術とは？」という新たな疑問が生じます。そのなかで，消化器内視鏡領域については比較的明確に出血リスクを層別化し，それに応じた対応が推奨されていますので参考にするとよいでしょう[4]。

　しかし，あまたある手術をすべて網羅し，その出血リスクを評価した文献などは残念ながらありません。そして手術手技や，治療器具の発達によりリスクの重み付けも年々変わっていくものです。結局，手術の内容をよく吟味し判断するしかありませんが，出血ハイリスクと判断された場合，多くがヘパリンブリッジの対象になります（ヘパリンブリッジの方法はp.84のCQ12を参照）。いずれにしても不用意にワルファリンを中断する対応には慎重になるべきでしょう。

●引用文献
1)　Wahl MJ：Dental surgery in anticoagulated patients. Arch Intern Med, 158：1610-1616, 1998
2)　日本循環器学会，他：心房細動治療（薬物）ガイドライン（2013年改訂版）. 2013
3)　日本有病者歯科医療学会，他・編：科学的根拠に基づく抗血栓療法患者の抜歯に関するガイドライン 2015年改訂版. 学術社, 2015
4)　藤本一眞，他：抗血栓薬服用者に対する消化器内視鏡診療ガイドライン. 日本消化器内視鏡学会雑誌, 54：2073-2102, 2012

CQ 14 周術期の対応③ ——DOACは使ってもいい？

A 原則的に抗凝固療法の中止が難しいケースの代替手段はヘパリンブリッジですが，その煩雑さや出血性合併症の問題から今後は半減期が短く，経口剤での対応が可能なDOACによるブリッジを行うことも現実的な選択になるでしょう。しかし，その妥当性はまだ検証されていませんので，慎重に運用すべきです。

　CQ12〜13で述べてきたように，ワルファリンによる抗凝固療法患者へのヘパリンブリッジは，煩雑かつ出血リスクの高い方法です。しかし，これに代わる方法が確立されていないことも事実です。

　そんななか，わが国では2012年からDOACが登場し，現在はワルファリンを圧倒して抗凝固療法の中心的な存在になりつつあります。このDOACには半減期が短いという特性があり，うまく使えばヘパリンブリッジをしなくとも周術期を乗り切れるのではないか，という期待が高まるのは当然です。しかし2019年時点で，まだこの点について日本循環器学会などの関連学会はガイドラインやステートメントを発表しておらず，DOACに関する周術期の扱いは24〜96時間前からのDOAC中止とヘパリンブリッジが推奨されています[1]。ただ，これには明確なエビデンスや対象患者が明記されているわけではなく，ワルファリンに準じた対応を推奨するという観点と思われます。

　今後DOACについては，それぞれの薬剤特性に応じた周術期の対応が確立されるものと思われますが，以下に参考となる文献を2つ紹介します。

エキスパートコンセンサス

　1つ目は，ガイドラインではありませんが，2017年に米国で発表されたエキスパートコンセンサス[2] です。ワルファリンをはじめとするビタミンK拮抗薬とDOAC内服患者の周術期管理について，decision pathwayを提示しています。それによれば，DOACはその半減期の短さから術前のヘパリンブリッジが必要になることはほとんどなく，術後の内服再開に時間を要する場合だけヘパリンブリッジを考慮することが推奨されています。その薬剤特性を考えれば，極めて妥当な考え方でしょう。なお，術前中断のタイミングについては，①手術の出血リスク，②腎機能（クレアチニンクリアランス）によって細かく分類されており，出血リスクの高い手技や腎機能低下患者では96時間以上の中断を推奨するものもあります。

　今後，DOACに関してはヘパリンブリッジが不要となっていくものと思われます。入院期間の短縮を求められている昨今，ワルファリンからの変更（スイッチ）も考えられるかもしれません。

抗血栓薬服用者に対する消化器内視鏡診療ガイドライン

　そして2つ目は，日本消化器内視鏡学会が消化器内視鏡診療に際してのDOAC使用患者を含めた追補『抗血栓薬服用者に対する消化器内視鏡診療ガイドライン──直接経口抗凝固薬（DOAC）を含めた抗凝固薬に関する追補2017』[3] を2017年に発表しています。これは，ヘパリンブリッジによる出血リスクの増加や，休薬のみでの対応，そしてワルファリンからDOACへのスイッチなど最新の内容を踏まえたガイドラインになっています。

　しかしDOACについては，①薬剤コストの問題，②腎機能低下患者での使用制限，③拮抗薬が少なく，万一の大出血時に対応が難しい（2019年時点で，ダビガトラン拮抗薬のイダルシズマブがわが国で使用可能）──という現状があり，患者個別のリスクや背景のほか，各施設の状況に応じて対応

を検討する必要がありそうです。

●引用文献
1) 日本循環器学会, 他：心房細動治療（薬物）ガイドライン（2013年改訂版）. 2013
2) Doherty JU, et al : 2017 ACC expert consensus decision pathway for periprocedural management of anticoagulation in patients with nonvalvular atrial fibrillation: a report of the American College of Cardiology clinical expert consensus document task force. J Am Coll Cardiol, 69 : 871-898, 2017
3) 加藤元嗣, 他：抗血栓薬服用者に対する消化器内視鏡診療ガイドライン：直接経口抗凝固薬（DOAC）を含めた抗凝固薬に関する追補2017. 日本消化器内視鏡学会雑誌, 59 : 1547-1558, 2017

CQ 15 ワルファリンの投与設計 （ノモグラム）はどうすればいい？

A ワルファリンの投与設計において，明確に標準化されたノモグラムは現在ありません。これまでにさまざまな方法が考案され，比較検討も行われていますが，遺伝子多型による薬物代謝能の個人差だけでなく，併用薬や食生活などの影響もあります。また，遺伝子多型には人種差があることがわかっており[1]，海外で使用されるノモグラムが日本人に対して適しているかどうかは明確ではありません。

ここではその一部を紹介しますが，出血リスクやPT-INRの目標治療域をはじめとする患者個々の状況にあわせて適応する必要があります。

ワルファリンは，薬物動態や代謝活性などによる個体間変動が大きく，投与前から正確な維持投与量の予測が困難です。それも，年齢や体表面積など患者個々の基本パラメータだけに影響を受けるのではなく，基礎疾患や併用薬，食事の摂取状況などさまざまな因子により影響を受けます。さらに，ワルファリンの作用部位であるビタミンKエポキシドレダクターゼ複合体1（*VKORC1*）や，S-ワルファリンの主要な代謝酵素である*CYP2C9*の遺伝子多型も変動要因となります。

ワルファリンの投与量調節では，これら多種多様な因子が複雑に絡みあうため，さまざまな調節方法がこれまで検討されてきました。

fix dose法とdaily dose法

臨床的に使用されている調節方法としては，予測維持投与量で開始する

fix dose法と，ノモグラムなどを用いたdaily dose法があります。前者は1～3mg/日で開始した後，2～7日経過後にPT-INRを測定し，数値により投与量を増減させる方法です。PT-INRの目標治療域への到達に時間がかかる可能性が高い一方で，高齢者や並存疾患，併用薬などにより出血リスクが高いと考えられる場合に選択されます。また，外来での導入においては頻回の凝固能採血は困難であるため，この方法が用いられます。

　一方，daily dose法としてはHarrisonら[2]や五十嵐ら[3]が作成したノモグラムが報告されており，初日5mgで開始し，連日PT-INRを測定しながら投与量を決定していきます。fix dose法よりも短期間で治療域に到達することが可能であり，入院中の症例に対して使用されます。これらノモグラムの欠点としては，PT-INRの目標治療域がすでに設定されている点や，年齢および体重をはじめとする交絡因子を加味していない点です。現在，われわれの施設で使用しているノモグラムは対象を深部静脈血栓症（DVT）とし，初期の血液検査を1～2日おきに設定しています。また，PT-INRの目標治療域を1.6～2.5に設定し，作成しています（表）。

表　DVTに対するノモグラム（daily dose法，京都桂病院）

	PT-INR	投与量		PT-INR	投与量
Day 1	－	5mg	Day 4	※Day 3を継続	
Day 2	PT-INR<1.29	3mg	Day 5	PT-INR<1.49	＋1mg
	1.3<PT-INR<1.49	2mg		1.5<PT-INR<2.29	投与継続
	1.5<PT-INR	1mg		2.3<PT-INR	－0.5/－1mg
Day 3	PT-INR<1.19	4mg	Day 6	※Day 5を継続	
	1.2<PT-INR<1.39	3mg	Day 7	PT-INR<1.49	＋1mg
	1.4<PT-INR<1.79	2mg		1.5<PT-INR<2.29	投与継続
	1.8<PT-INR	1mg		2.3<PT-INR	－0.5/－1mg

　　　　：PT-INR採血日　　　Day 7以降：PT-INR採血は2～3日ごとに行う
・2～3日連続してPT-INRが目標値に近ければ維持量とする

遺伝子多型の測定

　遺伝子多型（*VKORC1*, *CYP2C9*）とワルファリンの維持投与量との相関関係は多数の報告があります。例えば，*CYP2C9*の発現型によりS-ワルファリンの半減期が28〜118時間まで変化します[4]。より個別的な維持投与量が予測できるため，主にこれらの遺伝子多型の情報は投与開始初期のワルファリン調節を改善します[5]。そのため，2007年にFDAは遺伝子多型の情報を用いてワルファリン投与量設計を行うことの有用性を強調しています。

　しかし，遺伝子多型の測定はわが国の実臨床ではまだ一般的ではなく，人種差などの問題もあり，日本人における有用性は議論が分かれています[6),7)]。ワルファリン感受性が高いとされる*VKORC1*のH1，H2タイプは，感受性が低いとされるH7〜9のタイプに比べてワルファリン維持投与量は少なくなります。これら遺伝子多型のうち，H1，H2といったハプロタイプは，アジア人では9割程度である一方，欧州人で4割，アフリカ人で1割であると報告されています[8]。

●引用文献

1)　Schelleman H, et al : Dosing algorithms to predict warfarin maintenance dose in Caucasians and African Americans. Clin Pharmacol Ther, 84 : 332-339, 2008

2)　Harrison L, et al : Comparison of 5-mg and 10-mg loading doses in initiation of warfarin therapy. Ann Intern Med, 126 : 133-136, 1997

3)　五十嵐正博，他：ワルファリン導入ノモグラム作成とその評価. TDM研究, 26 : 118-124, 2009

4)　Hamberg AK, et al : A pharmacometric model describing the relationship between warfarin dose and INR response with respect to variations in CYP2C9, VKORC1 and age. Clin Pharmacol Ther, 87 : 727-734, 2010

5)　Syn NL, et al : Genotype-guided versus traditional clinical dosing of warfarin in patients of Asian ancestry: a randomized controlled trial. BMC Med, 16 : 104, 2018

6)　松本直樹：ワルファリン治療と遺伝子多型解析；ベッドサイドからのフィードバック. 臨床薬理, 41 : 103S-104S, 2010

7)　青山隆彦，他：仮想日本人患者を対象としたワルファリン導入期におけるノモグラムとベイズ推定法の比較. TDM研究, 33 : 15-23, 2016

8)　Rieder MJ, et al : Effect of VKORC1 haplotypes on transcriptional regulation and warfarin dose. N Engl J Med, 352 : 2285-2293, 2005

CQ 16 抗凝固薬内服中に大出血した患者には, どう対応すればいい?

A 抗凝固薬内服中の患者が大出血を引き起こした場合の対応を押さえて おきましょう。ワルファリンであれば, ワルファリン中止のうえビタミ ンKの投与が一般的ですが, 効果発現までには12〜24時間程度かかりま す。なお, 緊急のリバースが必要な場合は, ワルファリンであれば 4F-PCCとよばれる4因子プロトロンビン複合体製剤がわが国でも使用可 能となっています。DOACでは, 現在のところダビガトランに対する拮 抗薬(イダルシズマブ)のみが使用可能です。それ以外のDOACであれ ば, 薬剤を中止したうえで, 新鮮凍結血漿(FFP), 4F-PCCの使用を考 慮するしかありません。

　抗凝固薬による出血は, 残念ながら大規模臨床試験の結果からも一定程度 発生することが示されています。p.21のQ6に示したとおり生命に関わる大 出血で約3%, それ以外の出血でも16〜25%の割合で発生するとされていま す。

　万一生命に関わるような大出血を来した場合は, ①失われた血液を輸血に より補充すること, ②血行動態の安定化を図ること, ③出血源の特定を行う こと——はもちろんですが, その他にはどうしたらよいのでしょう。ここで は, 抗凝固薬のリバースについてフォーカスを当てます。

ワルファリン

　ワルファリンはビタミンKを阻害することで，ビタミンK依存性凝固因子の第Ⅱ，Ⅶ，Ⅸ，Ⅹ因子の産生が阻害され，抗凝固効果を発揮します。よってワルファリンの効果を抑えるには，このビタミンKを投与することが最も合理的です。実際にPT-INRが過延長した場合は，ビタミンK製剤を投与します。

　ところで，ビタミンK製剤は経口剤と静注がありますが，静注のほうが多少早く効果が現れるとされています（経口：約24時間，静注：約8～12時間）[1]。ただし，どんなに早くても効果発現までに12時間程度の時間がかかるのです。緊急の止血を要するような大出血時に，そんな悠長なことはいっていられません。幸い2017年より，4F-PCC [a] とよばれる乾燥濃縮人プロトロンビン複合体（ケイセントラ®）がわが国で使用可能となり，現在では対応しやすくなりました。

 ## DOAC

　DOACについては現在，ダビガトランに対する拮抗薬としてイダルシズマブ（プリズバインド®）のみがわが国で使用可能であり，Xa阻害薬の拮抗薬はまだ使用することができない状態です。イダルシズマブは，ダビガトランがトロンビンに作用するよりもさらに強力に結合することにより拮抗する薬剤です。このイダルシズマブの臨床試験（REVERSE-AD試験）[2]では，出血患者でも緊急手術の患者でも，拮抗薬使用による血栓塞栓症の発生を増加させないことが示されています。

　緊急事態ではない場合は，基本的に使用中の薬剤の中止や減量を考慮する

---

[a]：4-factor prothrombin complex concentrate（4因子プロトロンビン複合体製剤）

しかないわけですが，同時に中止や減量による血栓塞栓症の発生リスクも勘案する必要があります。ワルファリンによるPT-INRの過延長時にはビタミンK製剤の投与を行うことも推奨されていますが，必ずしも静注である必要はなく，経口剤でもよいのです。そのような場合，ワルファリンにおいては24時間以内にPT-INRの再評価を行うことが推奨されています。

●引用文献
1)　Garcia DA, et al : Reversal of warfarin: case-based practice recommendations. Circulation, 125 : 2944-2947, 2012
2)　Pollack CV Jr, et al : Idarucizumab for dabigatran reversal. N Engl J Med, 373 : 511-520, 2015

CQ 17 抗血小板薬と抗凝固薬を併用しても大丈夫？

A 心房細動の患者が，狭心症や心筋梗塞といった虚血性心疾患により経皮的冠動脈インターベンション（PCI）を施行された場合には，一定期間の抗血小板薬の併用が必須となります。抗血小板薬2剤と抗凝固薬の3剤併用（トリプルセラピー）は出血リスクの上昇をもたらすため，近年ではPCI後に一定期間行うトリプルセラピーをできるだけ短くし，抗血小板薬1剤と抗凝固薬の2剤併用（ダブルセラピー）への早期移行が推奨されています。

なお，ダブルセラピーにおける抗血小板薬はクロピドグレル，抗凝固薬についてはDOACを優先する方向性が提案されています。また，併用療法においてはPCIの施行状況も踏まえるなど，総合的な視点から個別対応を心がける必要があります。

WOEST 試験の衝撃

狭心症や心筋梗塞の治療で経皮的冠動脈インターベンション（PCI）を受けた患者では，血栓性閉塞予防のため，治療後の一定期間，抗血小板薬の2剤併用（DAPT）が必要です。PCI後の冠閉塞は死亡リスクが高く，その予防は重要ですが，PCI施行患者が心房細動（AF）を合併している場合，最高で3剤の抗血栓療法（DAPT＋抗凝固薬）を併用する状態となり，当然のことながら出血リスクが高くなります[1]。そこで，「血栓性イベントを増やさずに使用する薬剤を減らせないか」というニーズに応える形で2013年に発表されたのがWOEST（ウースト）試験です。

WOEST試験は，AFを合併するPCI患者において，従来どおりのDAPT
を継続し，かつワルファリンを使用する3剤併用群（トリプルセラピー群）
と，抗血小板薬のクロピドグレルとワルファリンを併用する2剤併用群（ダ
ブルセラピー群）で，出血性合併症，そして血栓塞栓症の複合的エンドポイ
ントの発生を検討したランダム化オープンラベルの比較試験です。結果とし
て，ダブルセラピー群は出血を大幅に軽減しただけでなく，血栓塞栓症イベ
ントをも低減させ，トリプルセラピーの有効性に疑問を呈した形になりまし
た[2]。

　近年，製薬企業の資金提供で行われる大規模臨床試験に比べれば，本試験
は登録症例数が573例と決して大規模とはいえず，対象患者の選択も急性期
と慢性期が混在しており，その臨床試験の質を疑問視する声もありますが，
常にステント血栓症などのイベント発生に恐々として，やむなく3剤併用
（トリプルセラピー）を行わざるをえない状況がどうにかならないかという
臨床上の疑問に対して，医師主導型臨床試験が一つの回答を示したことは臨
床現場に大きなインパクトを与えたといえます。

トリプルセラピーからダブルセラピーへ

　それでは，抗凝固薬がDOACの場合はどうなるのでしょうか？　この
WOEST試験のコンセプトと同様に，DOACでもAFを合併したPCI施行患
者におけるダブルセラピーの安全性，有効性を検証する臨床試験が次々と施
行されています。2019年時点で，ダビガトラン（RE-DUAL PCI）[3]，リバー
ロキサバン（PIONEER AF-PCI）[4]，アピキサバン（AUGUSTUS）[5]の3試験
の結果が発表されました。各々の詳細は原著論文を参照していただきたいで
すが，いずれも共通するのは，①DOAC＋P2Y$_{12}$阻害薬（クロピドグレルが
大半）によるダブルセラピーは，従来のワルファリンによるトリプルセラ
ピーに比べて出血リスクを低下させる，②ダブルセラピーの有効性はトリプ
ルセラピーに比べて劣らない──ということです。

併用療法を行ううえでのポイント

このような臨床試験の結果を踏まえたうえで，抗凝固薬＋抗血小板薬併用を行う場合のポイントは次の4つに集約されます。

1）抗凝固薬の選択は，ワルファリン？　DOAC？

2）抗血小板薬の選択は，アスピリン？　P2Y$_{12}$阻害薬？

3）トリプルセラピー，ダブルセラピーの期間は？

4）DOACは通常量？　減量規定量？

2018年に発表されている欧米の学会からのエキスパートコンセンサス[6) 7)]によれば（図1，2），1）と2）については，抗凝固薬ではDOAC，抗血小板薬ではクロピドグレルと，出血性合併症に関しての優位性が示された薬剤が推奨されています。3）の併用療法期間は大幅に短縮され，基本的にトリプルセラピーはPCI後から退院まで，以後はダブルセラピーとし，1年後からは抗凝固薬単剤（OAC alone）とすることが提案されています。4）の

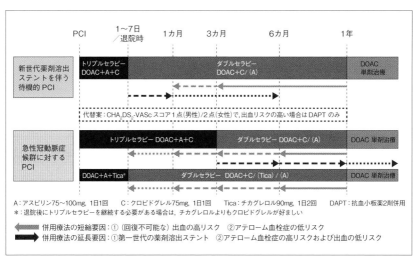

図1　待機的PCI/急性冠症候群後のDOACの長期治療
　　　——欧州不整脈学会プラクティカルガイド2018年

〔Steffel J, et al : Eur Heart J, 39 : 1330-1393, 2018より〕

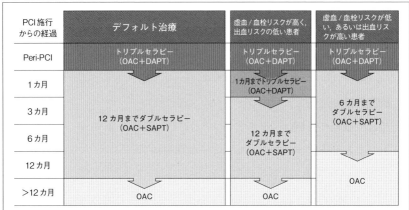

PCI施行からの経過	デフォルト治療	虚血/血栓リスクが高く、出血リスクの低い患者	虚血/血栓リスクが低い、あるいは出血リスクが高い患者
Peri-PCI	トリプルセラピー (OAC＋DAPT)	トリプルセラピー (OAC＋DAPT)	トリプルセラピー (OAC＋DAPT)
1カ月		1カ月までトリプルセラピー (OAC＋DAPT)	
3カ月	12カ月までダブルセラピー (OAC＋SAPT)		6カ月までダブルセラピー (OAC＋SAPT)
6カ月		12カ月までダブルセラピー (OAC＋SAPT)	
12カ月			OAC
＞12カ月	OAC	OAC	

OAC（経口抗凝固薬）：禁忌がなければ、ビタミンK拮抗薬よりDOACが好ましい
SAPT（抗血小板薬1剤）：アスピリンよりもP2Y₁₂阻害薬が好ましい　　DAPT：抗血小板薬2剤併用
・クロピドグレルは依然として選択されているP2Y₁₂阻害薬であるが、チカグレロルは虚血/血栓リスクが高く、出血リスクの低い患者で考慮されるかもしれない（プラスグレルを除く）
・虚血/血栓リスクが高く、出血リスクの低い患者の一部でのみ、12カ月以上経過した後にOACに加えてSAPTを検討する

図2　PCIを受けている心房細動患者の抗血栓療法――北米のエキスパートコンセンサス（a North American Perspective―2018 update）
〔Angiolillo DJ, et al：Circulation, 138：527-536, 2018より〕

DOACの用量については原則，血栓塞栓症予防のための通常用量が提案されており，減量に際しては個別のリスクを勘案して判断しなくてはいけません。

　とはいえ，この問題に関してはまだ結論が出ておらず，今後さまざまな議論を経て確立していくものと思われます。よって，実際にどのような選択をするかは，担当医の裁量に委ねられるところですが，患者の出血リスク，血栓塞栓症リスクのみならず，PCIに関連したイベントリスクも考える必要があります。例えば，冠動脈多枝病変の患者であれば，数カ月にわたる複数回のPCIが必要となり，必然的にダブル・トリプルセラピーの期間は長くなり，出血性合併症のリスクに曝される期間が延長することにもつながるのです。個別のリスク評価については，関わりのある医師とよくディスカッションして，治療方針を決定することが大切です。

●引用文献

1) Sørensen R, et al : Risk of bleeding in patients with acute myocardial infarction treated with different combinations of aspirin, clopidogrel, and vitamin K antagonists in Denmark: a retrospective analysis of nationwide registry data. Lancet, 374 : 1967-1974, 2009

2) Dewilde WJ, et al : Use of clopidogrel with or without aspirin in patients taking oral anticoagulant therapy and undergoing percutaneous coronary intervention: an open-label, randomised controlled trial. Lancet, 381 : 1107-1115, 2013

3) Cannon CP, et al : Dual antithrombotic therapy with dabigatran after PCI in atrial fibrillation. N Engl J Med, 377 : 1513-1524, 2017

4) Lip GY, et al : Management of antithrombotic therapy in atrial fibrillation patients presenting with acute coronary syndrome and/or undergoing percutaneous coronary or valve interventions: a joint consensus document of the European Society of Cardiology Working Group on Thrombosis, European Heart Rhythm Association (EHRA), European Association of Percutaneous Cardiovascular Interventions (EAPCI) and European Association of Acute Cardiac Care (ACCA) endorsed by the Heart Rhythm Society (HRS) and Asia-Pacific Heart Rhythm Society (APHRS). Eur Heart J, 35 : 3155-3179, 2014

5) Lopes RD, et al : Antithrombotic therapy after acute coronary syndrome or PCI in atrial fibrillation. N Engl J Med, 380 : 1509-1524, 2019

6) Angiollilo DJ, et al : Antithrombotic therapy in patients with atrial fibrillation treated with oral anticoagulation undergoing percutaneous coronary intervention: a North American Perspective—2018 update. Circulation, 138 : 527-536, 2018

7) Steffel J, et al : The 2018 European Heart Rhythm Association Practical Guide on the use of non-vitamin K antagonist oral anticoagulants in patients with atrial fibrillation. Eur Heart J, 39 : 1330-1393, 2018

Ⅱ

ケースから学ぶ！
患者背景に応じた抗凝固療法の
最適化

1）シチュエーションでみる抗凝固薬の使い方
2）特殊病態・併存症患者への抗凝固薬の使い方

※アドヒアランスの評価は，良好，中等度，不良の3段階に区分
　良　好：飲み忘れ1〜2回/月以下
　中等度：飲み忘れ週1回程度
　不　良：飲み忘れ週2回以上

ケース 1 抗凝固薬導入の患者

症例 抗凝固薬を新規導入する持続性心房細動の患者

　53歳男性。会社の健診にて不整脈を指摘され，今回紹介受診されることとなった。持続性心房細動の診断にて，本日から抗凝固療法が開始された。

- ●既 往 歴　高血圧症
- ●内 服 薬　アムロジピン錠5mg　1回1錠　1日1回
- ●検 査 値　Cr 0.76mg/dL
- ●そ の 他　アドヒアランス 不良

溝渕MD 「野崎くん。この患者さんに今回から抗凝固療法を導入しようと思うんだけど，薬のこと説明しといてくれない？」

野崎Ph 「えぇっ！　いいですけど先生，この患者さんにどの抗凝固薬を開始しようと考えているんですか？」

溝渕MD 「うーん。患者さんの生活スタイルや医療費のこともあるし，そこら辺の希望を聞いてみて，試しに薬を選んでみてよ。最終的には僕が判断するから」

野崎Ph 「了解しました。じゃあ行ってきますね」

患者モニタリングからリスクをチェック

　新規に抗凝固療法を検討する場合，まず大事なことは血栓塞栓症リスクと出血リスクを判断することです。そして，その他のさまざまな要因を複合的に検討して候補となる薬剤を絞り込んでいきますが，ここではどのような要因を検索する必要があるのか考えていきたいと思います。

　抗凝固療法の開始を判断し，薬剤を選択するにあたり検討すべき事項は大きく分けて，①血栓塞栓症リスク，②出血リスク（併用薬の有無を含む），③腎/肝機能障害の程度，④アドヒアランスの程度，⑤薬剤ごとの特徴（用法，拮抗薬の有無，剤形，医療費）——の5項目があります。

1．CHADS$_2$スコア，CHA$_2$DS$_2$-VAScスコア

　CHADS$_2$スコアは1点（高血圧症）で，血栓塞栓症のリスクとしては低いと判定されます。しかし，若年者の場合は脳卒中を起こした場合のインパクトが大きいため，抗凝固療法の開始を検討すべきとされています。

　また，CHA$_2$DS$_2$-VAScスコアは1点（高血圧症）であり，わが国のガイドラインでは考慮可となります[1]。

2．HAS-BLEDスコア

　HAS-BLEDスコアは1点（高血圧症）であり，臓器障害も現状認めず，年齢を考慮しても出血リスクは低い症例と考えられます。

3．その他のリスク

　若年であるがゆえに，仕事などの日常生活に追われてしまい，アドヒアランスが低下することは容易に想像ができます。そのため，アドヒアランスと密接に関連する用法・用量についても，十分検討する必要があります。

　また，腎機能や肝機能が障害を受けていると，HAS-BLEDスコアにも組み込まれているように，出血リスクが高くなります。DOACを選択する場合，

腎機能により投与量を調整する必要があり，高度の腎機能障害を有する患者には，DOACの投与は禁忌とされています。

リスクに基づいて抗凝固療法を最適化

この患者は血栓塞栓症リスクが低いものの，しっかり脳卒中を予防しておきたいと考えられる状況です。

薬剤間での脳卒中の予防効果に関しては基本的に同等と認識されています。わが国のガイドライン[1]での推奨度の違いは，主に第Ⅲ相試験で対象患者が組み入れられているかどうかをもとに記載されています。この患者の場合，出血リスクが低く，抗凝固療法をきっちり継続することが最も重要な部分となります。そのため，効果以外の面で薬剤ごとの特徴を考える必要があります。

1．副作用からの検討

抗凝固薬は，共通の副作用として出血症状があります。また一方で，薬剤ごとに異なる副作用を有しています。

ダビガトランは，消化器症状（嘔吐，胸やけ，胃痛，口渇，喉の違和感など），消化管潰瘍，消化管出血が報告されています。原因は，添加剤の酒石酸とされており，多めの水分で服用することが推奨されています。すなわち，これらの消化管障害をもつ患者には使用しにくいといえます。

2．併用薬からの検討

併用薬との相互作用は薬剤選択に大きな影響を与えます。ワルファリンが相互作用を起こす薬剤は大きく2つに分けられます。1つはPT-INRを変動させてしまうものであり，もう1つは出血リスクを上昇させてしまうものです。前者にはアミオダロン，抗菌薬，NSAIDs，ステロイドが含まれ，後者には抗血小板薬などが含まれます。

また，DOACはCYP3A4代謝やP糖タンパク阻害や誘導に注意が必要です（**表1**）。各薬剤の併用禁忌として添付文書に記載されている薬剤はもちろんですが，併用注意として記載されているものでも，投与量の減量などを検討しなければならないこともあります。

3. 拮抗薬の有無からの検討

　出血リスクが高い患者は，往々にして血栓塞栓症リスクも高いことはCHADS₂スコアやHAS-BLEDスコアの各項目が重複していることからも想像できます。

　出血リスクが高いとわかっていても抗凝固療法を必要とする患者であれば，"拮抗薬の有無"が抗凝固薬の選択に影響します。ワルファリンの場合，ビタミンKを拮抗薬として用いることができます。また現在，DOACのなかではダビガトランのみ，拮抗薬（イダルシズマブ）を使用することが可能です。

4. アドヒアランスからの検討

　抗凝固療法を行ううえで，最も重要といっても過言ではないのがアドヒアランスです。いずれの薬物療法も同様ですが，臨床試験において示された結果はアドヒアランスが十分確保されているうえで再現性が見込まれます。つ

表1　各DOACの併用禁忌と併用注意

薬剤名	ダビガトラン	リバーロキサバン	エドキサバン	アピキサバン
禁忌	・P糖タンパク阻害薬 ・イトラコナゾール	・HIVプロテアーゼ阻害薬 ・スタリビルド® ・アゾール系抗真菌薬	—	—
注意	・ベラパミル ・アミオダロン ・クラリスロマイシン ・P糖タンパク誘導薬 ・リファンピシン ・SSRI，SNRI	—	—	—

まり，いくら効果のある薬剤でも，患者が飲んでくれていないとまったく無意味なのです。アドヒアランスが不良な場合，良好な患者と比べて死亡率や脳卒中のリスクが上昇します[2]。したがって，患者のアドヒアランスを評価・予測することが重要です。

抗凝固薬の選択とアドヒアランスとの関係を考える場合，ワルファリンとDOACの薬物動態の違いを考慮する必要があります。つまり，ワルファリンの場合，半減期が長く，万一内服を忘れたとしても薬理効果がすぐに消失するわけではありません。一方，DOACはいずれも半減期が5〜15時間前後であるため，内服忘れがあった場合，ワルファリンよりも速やかに薬理効果が失われてしまいます。したがって，内服忘れの可能性が高いのであればワルファリン，可能性が低いのであればDOACといった薬剤選択も一つの考え方といえるでしょう。

5. 用法・用量からの検討

アドヒアランスとも関連しますが，薬剤の用法・用量により服用遵守率は変わります。1日2回投与と1日1回投与を比較すると，服薬遵守率は投与頻度に反比例することが明らかになっています[3]。また，アドヒアランスを上昇させる因子としては，年齢の増加や性別（女性），他の内服薬の存在があり[4]，この患者のように他の薬剤をあまり内服しておらず，薬剤服用の習慣がない場合には服用回数が特に重要です。

さらに，服用するタイミングのアドバイスも大切です。1日1回の用法の場合，通常朝食後に服用を設定されることがほとんどです。しかし，職業や勤務形態，生活スタイルなどの情報をもとに確実に服用できるタイミングを患者と相談することが重要であり，朝食後よりも夕食後や眠前に服用するほうが飲み忘れしにくくなる場合があります。

6. 剤形からの検討

患者にとっては長期間内服する薬剤であるため，飲みやすさは重要なポイ

ントです。また，高齢化が進むわが国では，患者の嚥下機能がどの程度かを考慮する必要もあります。各抗凝固薬の剤形と大きさ，外観の一部を**表2**に示します。各医療機関において何を採用しているかにもよりますが，抗凝固薬の選択における一助となります。

7. 医療費からの検討

医療費は，患者にとって大事な問題です。各抗凝固薬の現在の薬価を**表3**

表2　各抗凝固薬の剤形と大きさ，外観の一部

	剤形：規格	大きさ	外観
ワルファリン	錠：1mg	直径：8.1mm	
	顆粒：0.2%	—	暗赤色の顆粒剤
ダビガトラン	カプセル：75mg	長径：約18mm	
リバーロキサバン	錠：15mg	直径：6mm	
	細粒分包：15mg	—	白色の細粒剤
エドキサバン	錠：60mg	長径：13.5mm	
	OD錠：60mg	長径：13.4mm	
アピキサバン	錠：5mg	長径：9.7mm	

表3　各抗凝固薬の薬価（2019年10月時点）

薬剤名	ワルファリン	ダビガトラン	リバーロキサバン	エドキサバン	アピキサバン
標準投与量	3mg sid	150mg bid	15mg sid	60mg sid	5mg bid
1日あたりの薬価（円）	29.4	555.6	520.2	555.7	496.4
1カ月あたりの薬価（円）	882	16,668	15,606	16,671	14,892

sid：1日1回　　bid：1日2回

に示します。

　ワルファリンの場合，定期的な医療機関への受診と採血が必要なので，実際には別途費用がかかります。表3のようにDOACは高額ですが，医療経済学的な試算を行った研究では，脳梗塞や出血を起こした場合にかかる医療費を含めて計算した場合，ワルファリンよりも優れていると報告されています[5]。

連携して患者をフォローアップ

　この患者は今後，心房細動に対する治療（カテーテルアブレーションなどを含む）が検討され，慢性期のフォローアップはかかりつけ医により継続されていくと考えられます。長期間にわたる抗凝固療法において，導入初期に保たれていたアドヒアランスが時間経過とともに低下していくことも十分予想されますが，どれだけアドヒアランスを保ち，治療強度を維持し続けられるのかによって脳卒中の予防効果は変化してしまうので，慢性期のフォローアップは重要です。

　連携する相手としては，前述のかかりつけ医や薬局があげられますが，薬剤を交付する段階での服薬指導を通じて残薬の確認や副作用のフォローアップなどを行い，毎日服用を続けられるようにサポートする役目が薬剤師にはあります。現在はトレーシングレポートという仕組みがあり，診察後のフォローアップ経過を薬局の薬剤師から報告してもらう方法があります。

冒頭症例に対するアプローチ

野崎Ph

　「患者さんと相談した結果，リバーロキサバンを選択しようと思うのですが，いかがですか？　ワルファリンも含めて説明しましたが，患者さんは仕事の都合上，こまめに受診することは困難とのことでした」

溝渕MD

「うん，それでいいんじゃないかな？　用法・用量はどうするつもり？」

野崎Ph

「腎機能も問題ないため，1日1回15mgでいかがでしょうか。ただ，仕事の関係もあり，朝食をほとんど食べず，昼食を少し早めに摂っているそうです。そのため，用法は昼食後が一番忘れにくいと話されていました」

溝渕MD

「了解。じゃあ昼食後に飲んでもらうことにしようかな」

POINT！

・DOACの登場により，抗凝固薬の選択肢の幅が広がった
・どの抗凝固薬も，基本的に効果は同等なので，①副作用，②併用薬，③拮抗薬の有無，④アドヒアランス，⑤用法・用量，⑥剤形，⑦医療費——などを総合して考える必要がある

●引用文献
1)　日本循環器学会，他：心房細動治療（薬物）ガイドライン（2013年改訂版）．2013
2)　Borne RT, et al：Adherence and outcomes to direct oral anticoagulants among patients with atrial fibrillation：findings from the veterans health administration. BMC Cardiovasc Disord, 17：236, 2017
3)　Claxton AJ, et al：A systematic review of the associations between dose regimens and medication compliance. Clin Ther, 23：1296-1310, 2001
4)　Castellucci LA, et al：Self-reported adherence to anticoagulation and its determinants using the Morisky medication adherence scale. Thromb Res, 136：727-731, 2015
5)　López-López JA, et al：Oral anticoagulants for prevention of stroke in atrial fibrillation：systematic review, network meta-analysis, and cost effectiveness analysis. BMJ, 359：j5058, 2017

2 ワルファリン導入の患者

症例 ワルファリンを新規導入する慢性心房細動の患者

　67歳男性（身長165cm，体重60kg）。大腸ポリープの治療目的で精査中に偶発的に心房細動が見つかったため，循環器内科へ治療についてコンサルトされた。

- ● 既 往 歴　大腸ポリープ，高血圧症，2型糖尿病，腰痛症，慢性腎臓病
- ● 内 服 薬　リナグリプチン錠5mg　　1回1錠　1日1回
　　　　　　　ラベプラゾール錠10mg　　1回1錠　1日1回
　　　　　　　ニフェジピンCR錠20mg　1回1錠　1日1回
- ● 検 査 値　PT-INR 1.01，Cr 1.62mg/dL，HbA1c 7.2%

野崎Ph

「先生，この患者さんの抗凝固療法は何を選択しますか？」

溝渕MD

「DOACもいいかと考えたんだけど，患者さんからできる限り安い薬を使ってほしいと希望されてね。ワルファリンでいこうかと考えているよ」

野崎Ph

「承知しました。ということは，ワルファリンについての注意事項は僕から説明させてもらいますね」

溝渕MD

「わかっているね～。よろしく！」

患者モニタリングからリスクをチェック

　ワルファリンを導入する方針となった場合でも，まずは血栓塞栓症リスクと出血リスクについて確認することが重要です。

　血栓塞栓症リスクについてはCHADS₂スコアやCHA₂DS₂-VAScスコア，出血リスクについてはHAS-BLEDスコアを確認します。特に，HAS-BLEDスコアに関してはワルファリン投与中の患者における出血リスクを想定したものであり，有用です。

1．CHADS₂スコア，CHA₂DS₂-VAScスコア

　CHADS₂スコアは2点（高血圧症，糖尿病）となっており，抗凝固療法の開始が妥当な患者です。また，CHA₂DS₂-VAScスコアでは3点（高血圧症，糖尿病，65歳以上）となり，やはり抗凝固療法の適応となります。

2．HAS-BLEDスコア

　HAS-BLEDスコアは2点（高血圧症，＞65歳）であり，重大な出血発症頻度は1.88％と報告されています[1]。また，HAS-BLEDスコアはCHADS₂スコアと重複した項目を含んでいるため，血栓塞栓症リスクの高い患者の場合，出血リスクも高くなる傾向があります。

 ## リスクに基づいて抗凝固療法を最適化

　わが国のガイドライン[2]では，DOACの臨床試験の結果を踏まえ，CHADS₂スコア1点の場合はダビガトランもしくはアピキサバンが推奨となっており，リバーロキサバン，エドキサバン，ワルファリンは考慮可と位置づけられています。そして，CHADS₂スコア2点以上の場合はすべての抗凝固薬が推奨されることから，この患者への選択肢としてワルファリンが妥当であることがわかります。ワルファリンのメリットは，PT-INRをモニタリン

グでき，抗凝固作用の強度をコントロールできるところです。また，薬価が低いことも薬剤選択のうえでは重要な点となります。

　一方，腎機能が高度に低下すれば，出血リスクが増大するためDOACは使用できなくなります。心房細動に対する抗凝固療法は基本的に継続する必要があるため，この患者（Ccr 37.6mL／分）のように腎機能が低下している場合は年齢や併存疾患を踏まえたうえで，将来的な腎機能の推移を予測しておくことも薬剤選択のポイントです。また，HAS-BLEDスコアの項目の一つにlabile INRが含まれているように，ワルファリンコントロールを上手に行うことは，出血リスクを低下させることにつながります。そのためには，患者へ適切な指導を行う必要があります。

1. ワルファリン必要量からの検討

　ワルファリンは個人差の大きな薬剤です（p.93のCQ15を参照）。具体的には，1mg／日でよい患者もいれば，10mg／日近く必要になる患者もいます。すなわち，患者ごとの至適な維持投与量は，ワルファリン投与後のPT-INRを測定し，反応性をみながら調節することが基本です。

　一般的に，患者は"増量＝状態悪化"や"減量＝状態改善"と認識しています。したがって，医師がPT-INRの目標治療域にコントロールするためにワルファリンを増量しているだけであっても，症状が悪化したと感じてしまう患者もいます。そのため，ワルファリンの用量調節は，検査結果に応じた効きやすさにより増減し，患者の症状とは関係ないことを説明する必要があります。

2. 血液検査からの検討

　ワルファリンが他の薬剤と大きく異なる点は，血液検査を行うことで効果判定が可能である点です。そのため，まずは患者に対して血液検査を行う必要性を説明します。

　特に維持量が不明確な投与初期には，こまめに採血を行うことを伝えてお

きます。可能であれば，PT-INRの正常値と目標治療域を説明しておくことで，患者のワルファリン服用に対する意欲が向上します。

3. 用量調節からの検討

　ワルファリンは半減期が40時間程度と長く[3]，内服開始後にPT-INRが徐々に延長し，やがて定常状態になります。そのため，ワルファリンの用量調節では，過去の内服歴が重要です。

　例えば，3mgを2日間服用した患者のPT-INRが1.4であった際に，目標治療域より下回っていると考え，増量したとします。しかし，まだそのときには定常状態に到達していないため，今後PT-INRが予想を超えて延長してしまう可能性があります。そのため，まだワルファリンが定常状態に到達していないと予測された場合は用量を変更せず，数日後に再検査を行います。また，PT-INRの変動からワルファリンへの反応性が良すぎると判断した場合は，たとえ目標治療域に入っていたとしても減量します。

　したがって，ワルファリンは定常状態に入るまでに時間を要するので，途中経過のPT-INRをみて用量を変えることもありますが，同用量の効果を確認したい場合には，同用量のまま少なくとも1週間以上内服している状況で，PT-INRの変動がないことを確認することが重要です。

連携して患者をフォローアップ

　良好なワルファリンコントロールには，こまめな投与量の調節が必要です。しかし，用量以外にもPT-INRを変動させる要因が多いことも認識しておく必要があります。なかでも問題となる頻度が多いものとして，食物相互作用と薬物相互作用があります（p.51のCQ4とp.73のCQ9を参照）。患者本人への説明はもちろん，家族やかかりつけ医との連携も重要です。

1. 食物相互作用

ワルファリンは特定の食物について制限のある，数少ない薬剤の一つです。医療従事者にとっては有名ですが，患者にとっては思いもよらないことと思いますので，必ず説明が必要です。この点については製薬企業もパンフレットを作成しています。

まれに納豆の摂取禁止と聞いて，豆腐などの大豆食品も同様に食べてはいけないと誤解する人もいます。納豆に関しては，「納豆菌がビタミンKを作り出すから食べてはだめです」といった詳しい内容まで説明することが大切です。

2. 薬物相互作用

ワルファリンは多数の薬物相互作用をもつ薬剤です。なかでも併用される可能性が高いものとして，NSAIDsや抗菌薬があげられます。これらはどちらもワルファリンの効果を高め，PT-INRを延長させるので注意が必要です。

患者が風邪や感染症を患った場合に，ワルファリンを服用中であることを医師に報告しないまま，近くの医院やクリニックで診療を受けることも少なくありません。そのため，ワルファリン服用患者が他の医療機関にかかった際は，まずは「自分がワルファリンを服用していること」を伝えるように指導することが大切です。

冒頭症例に対するアプローチ

野崎Ph 「先生，患者さんにばっちり指導してきましたよ。採血が必要なことや食事制限についても説明しておきました」

溝渕MD 「ありがとう。何か気になったことはある？」

野崎Ph 「詳しく話を聞いてみると，たまにしか飲まないそうですが，腰痛に対してロキソプロフェンを服用されていることがわかりまし

た。近くの整形外科でもらっているそうですが，ワルファリンコントロールへの影響もありますし，腎機能のことも考えると他の薬に変更を考えたほうがいいと思います」

溝渕MD

「そうなの？　NSAIDsはだめだね。影響の少ないアセトアミノフェンに変更してもらおうか。頓服で処方に追加しておくから説明しておいてくれる？」

野崎Ph

「わかりました！　次にかかりつけ医にかかったときに，ワルファリンが開始になっていることを伝えることもお願いしておきますね。お薬手帳にも変更理由を追記しておきます」

POINT！

・ワルファリンは，食物・薬剤との相互作用だけでなく，血液検査の結果により投与量の調節にも気をつける特殊な薬剤
・患者に十分な説明を行い，理解を促すことが安全な薬物療法への第一歩となる

●引用文献

1)　Lip GY, et al：Comparative validation of a novel risk score for predicting bleeding risk in anticoagulated patients with atrial fibrillation: the HAS-BLED（hypertension, abnormal renal/liver function, stroke, bleeding history or predisposition, labile INR, elderly, drugs/alcohol concomitantly）score. J Am Coll Cardiol, 57：173-180, 2011
2)　日本循環器学会, 他：心房細動治療（薬物）ガイドライン（2013年改訂版）. 2013
3)　O'Reilly RA, et al：Studies on the coumarin anticoagulant drugs: a comparison of the pharmacodynamics of dicumarol and warfarin in man. Thromb Diath Haemorrh, 11：1-22, 1964

シチュエーションでみる抗凝固薬の使い方

ケース 3 入院患者

症例 腎盂腎炎により入院となった心房細動患者

　89歳女性（身長152cm，体重40kg）。数日前から排尿時痛が出現し，徐々に増悪していた。夕方になり，39℃の発熱と震えを伴う悪寒が出現したため救急要請し，当院救急外来へと搬送されて入院となった。

- ● 既 往 歴　脳梗塞（10年前，後遺症なし），高血圧症，慢性腎臓病，胃潰瘍
- ● 内 服 薬　アムロジピンOD錠2.5mg　　　1回2錠　　1日1回
　　　　　　　イグザレルト®錠10mg　　　　　1回1錠　　1日1回
　　　　　　　ランソプラゾールOD錠15mg　　1回1錠　　1日1回
　　　　　　　ゾルピデム錠5mg　　　　　　　1回0.5錠　不眠時頓服
- ● 検 査 値　WBC 13,500/μL，CRP 12mg/dL，Cr 1.8mg/dL
- ● そ の 他　ADL低下傾向，認知機能の低下なし

野崎Ph 「腎盂腎炎で泌尿器科に入院となった患者さんのことで相談があるのですが，感染を契機に腎機能が一過性に低下していまして，リバーロキサバンの禁忌に該当するような状況です。おそらく腎機能は多少回復すると思うのですが，高齢でもあり，早めに対策を考えたほうがいいように感じます。今後の抗凝固療法はどのように考えればいいでしょう…」

溝渕MD 「悩ましいね。でも，しばしば出くわすケースだよね。しっかり検討したいし，循環器内科にコンサルト出してもらえるように泌尿器科の主治医と相談してもらえる？」

野崎Ph　「了解しました，主治医に相談します。出してもらえたらご連絡しますので，僕も一緒に考えさせてください」

患者モニタリングからリスクをチェック

　心房細動はカテーテルアブレーションなどによる治療を除いて考えると，基本的に根治は困難な疾患です。すなわち，抗凝固療法も特段の理由がない限り継続されることが標準的です。

　しかし，長期間の経過のなかで，抗凝固療法の開始時にはなかった併存疾患の出現や臓器障害の進行が起きてきます。例えば，この患者のように気づくと禁忌に該当するほど腎機能が低下してしまっていたということも起こりえます。

1. CHADS₂スコア，HAS-BLEDスコア

　この患者は，CHADS₂スコア4点（高血圧症，75歳以上，脳梗塞既往），HAS-BLEDスコア4点〔高血圧症，脳梗塞既往，＞65歳，出血既往（胃潰瘍）〕と，血栓塞栓症リスクも出血リスクも高い症例です。

2. その他のリスク

（1）腎機能の低下

　その他のリスクの1つ目は，腎機能の低下です。入院時の血液検査の結果では，Cr 1.8mg/dLであり，Cockcroft-Gaultの推算式を用いるとCcr 13.4mL/分で，禁忌に該当します。

　しかし，感染前の結果はCr 1.2mg/dLであり，Ccr 20.1mL/分と禁忌には該当しない程度の腎機能障害を有していたと考えられます。今回の感染症により悪化した腎機能が，どの程度まで回復するのかは現時点で不明です。

（2）高齢

　その他のリスクの2つ目は年齢です。89歳と高齢であり，すぐに90代に

手が届きます。現在のところ，抗凝固療法の導入基準はガイドラインに示されていますが[1]，中止する基準は明確なものがありません。

高齢であればあるほど，年齢だけでは表現できない認知機能やADLの個人差があるため，患者ごとに検討する必要があります。

リスクに基づいて抗凝固療法を最適化

今回，感染症により悪化した腎機能は経時的にモニタリングし，どの程度まで改善するのかを見極める必要があります。もしも腎機能の改善が乏しかった場合は，抗凝固薬を変更する必要があります。また，将来的な腎機能低下を想定し，抗凝固薬を今のうちから変更しておくという選択肢もあります。

さらに，抗凝固療法自体を終了するという選択肢もあります。年齢，臓器障害，併存疾患，そしてADLや認知機能を総合して検討した結果，抗凝固療法を継続することのリスクがメリットを上回ると考えられる患者の場合は，抗凝固薬の使用を中止することも検討しなければいけません。明確な基準がないため，決定には医療従事者側の臨床決断とともに，患者や家族との相談が必要になってきます。例えば，ADLが低下して寝たきりの状態であり，認知機能の低下もある超高齢者に対し，出血リスクを抱えながら抗凝固療法を継続するべきかどうかは悩ましい問題です（p.164のケース⑧を参照）。

この患者の場合は，ADLが自立しており，認知機能にも問題がみられなかったことから，抗凝固療法を継続することになりました。しかし，腎機能は今後低下してくることが予想されたため，リバーロキサバンからワルファリンへと切り替える方針となりました。

連携して患者をフォローアップ

抗凝固療法の普及により，抗凝固薬を服用中の患者が他の疾患に罹患し，循環器内科以外に入院することは現在，珍しいことではありません。そのた

め，循環器内科医以外も抗凝固療法について認識しておく必要があり，薬剤師や看護師をはじめとするコメディカルも十分認識しておく必要があります。

この患者は，感染症の急性期においてはヘパリンで対応し，全身状態が改善して食事摂取が改善してきた段階でワルファリン導入となりました。

1. ヘパリンからの切り替え

ヘパリン投与中の患者におけるワルファリン導入の際は，ワルファリンの効果発現を確認してからヘパリンを終了することが基本です。すなわち，APTTを1.5〜2.5倍程度でコントロール[2]しながらワルファリンを導入し，PT-INRが目標治療域に到達したことを確認してからヘパリン投与を終了することが一般的です。

2. 食事摂取量の把握

ワルファリンを導入するにあたり，食事摂取量の変動は注意しておく必要があります。特に，この患者のように感染症治療中の場合，発熱が持続しているような状況では一般的に食事摂取量は低下することが予想されます。そのため食事摂取量の回復とともに，PT-INRが変動することも想定しておく必要があります。

また，絶食中であっても中心静脈栄養管理中の場合は，輸液内に添加されているビタミンKに注意が必要です。ただし，キット製剤のうち，エルネオパ®は2017年にエルネオパ®NFへと変更され，ビタミンK含有量が大幅に減量されています。一方，その他の高カロリー輸液製剤や高カロリー輸液用総合ビタミン剤には，一定量のビタミンKが含まれています（**表**）。そのため，中心静脈栄養管理中はなかなか延長してこなかったPT-INRが，中心静脈栄養を終了した途端，急激に延長してしまうこともあるので注意が必要です。

3. 併用薬との相互作用

入院中のワルファリンコントロールにおいて，他の薬剤との関係にも注意

表　高カロリー輸液製剤および高カロリー輸
液用総合ビタミン剤のビタミンK含有量

商品名	ビタミンK含有量
エルネオパ®1号輸液*	1mg/1L
エルネオパ®NF1号輸液	0.075mg/1L
ネオパレン®1号輸液	1mg/1L
フルカリック®1号輸液	1mg/903mL
オーツカMV注®	2mg/1V
ネオラミン・マルチV®注射用	2mg/1V
ダイメジン・マルチ注®	2mg/1V

＊：エルネオパ®は2017年5月に販売中止　　V：バイアル

を払う必要があります。頻度として多いものは，抗菌薬や解熱鎮痛薬です。
いずれもワルファリン内服患者が感染症に罹患した際は，定期的なPT-INR
のモニタリングが必要となります。

（1）抗菌薬

　抗菌薬には，成分自体にビタミンK利用障害作用を有するものがあり，
NMTT（N-メチルチオテトラゾール）基を有するセフェム系抗菌薬が有名
です[3]。また，抗菌薬を投与することで腸内細菌叢が変化し，相対的なビタ
ミンK摂取量の低下が引き起こされるため，どの抗菌薬を使用してもPT-
INRが過延長する可能性があります。

（2）解熱鎮痛薬

　解熱鎮痛薬として使用されるNSAIDsやアセトアミノフェンは，ワルファ
リンと相互作用をもち，PT-INRを延長させてしまいます。アセトアミノフェ
ンはNSAIDsに比して安全に使用できますが，大量投与時にはやはり注意が
必要です。

 ## 冒頭症例に対するアプローチ

　後日，循環器内科に抗凝固療法についてコンサルトが入り，溝渕MDが診

124

察した結果，腎機能を考慮してリバーロキサバンからワルファリンに切り替える方針となった。

溝渕MD

「この間の患者さん，ワルファリンに切り替えることにしたよ」

野崎Ph

「その節はありがとうございました。先日，患者さんに抗菌薬の説明に伺ったのですが，年齢からは想像できないくらい理解度が高かったです。息子さんの家族と同居なさっていて，家族からのサポートもしっかりしているようですね」

溝渕MD

「そうだよね。僕も実際に患者さんに会いに行ったんだけど，しっかりなさっている印象を受けたよ。高齢で出血リスクもあるけど，この患者さんはしっかり脳梗塞を予防したほうがいいと思うんだよね。ワルファリンへの切り替えにも納得してくれたよ。あ，用量調節はどうしたらいいと思う？」

野崎Ph

「まだ抗菌薬投与中なので，ワルファリンは少なめの2mg/日で開始して2日後にPT-INRをチェックする方針でいかがでしょうか？　目標治療域はどれくらいですか？」

溝渕MD

「熱は下がっているみたいだけど，年齢を考慮すると慎重にコントロールしたほうがいいよね。じゃあそれでいこう。目標のPT-INRは低めに，1.6〜2.0の範囲でいいと思うよ」

野崎Ph

「ありがとうございます。それでは，明日にでも患者さんと家族にワルファリンについて説明をしておきますね」

POINT！

・入院中のワルファリン導入は，①採血がしやすい，②食事内容が一定，③副作用発現時に迅速な対応が可能——などの理由からワルファリンの用量調節がしやすく，実施しやすい
・入院中だからこそ起こりうる併用薬の見落しなどに注意する必要がある

●引用文献
1) 日本循環器学会, 他：心房細動治療（薬物）ガイドライン（2013年改訂版）. 2013
2) 日本循環器学会, 他：循環器疾患における抗凝固・抗血小板療法に関するガイドライン（2009年改訂版）. 2015
3) 青崎正彦, 他・監：Warfarin適正使用情報 第3版（更新第9版）. エーザイ株式会社, 2019

Memo

ケース 4 外来患者

症例 PT-INRが延長している心房細動の外来患者

　68歳男性（身長175cm，体重65kg）。4年前にかかりつけ医にて心房細動の診断を受け，ワルファリンが開始となり，その後は特に問題なく過ごされていた。しかし，数カ月前から下腿浮腫と労作時の息切れを自覚するようになり，2カ月前に心不全のため当院に入院となる。1週間前に退院され，本日外来受診された。特に自覚症状は認めていないが，検査の結果，PT-INRが3.2と延長していた。

- ● 既 往 歴　心不全，高血圧症，脂質異常症
- ● 内 服 薬　ワルファリン錠1mg　　　1回2.5錠　　1日1回
  - ニフェジピンCR錠20mg　1回1錠　　　1日1回
  - アトルバスタチン錠10mg　1回1錠　　　1日1回
  - エナラプリル錠5mg　　　1回1錠　　　1日1回
  - カルベジロール錠2.5mg　1回1錠　　　1日2回
- ● 検 査 値　PT-INR 3.2　Hb 13.0mg/dL　Cr 0.87mg/dL　ALT 43U/mL
- ● そ の 他　アドヒアランス 良好，外観上の出血症状なし，排尿・排便問題なし

溝渕MD 「今日の外来にワルファリン内服中の患者さんがいるんだけど，少しPT-INRが延長しているんだよ。時間が空いたら診察前に話してみてくれない？」

野崎Ph 「わかりました。どういった方なのですか？」

溝渕MD

「もともと心房細動をもっていてワルファリンの投与量調節をかかりつけ医で行っていた方なんだ。この前心不全になってうちに入院していたんだけど，退院して今日が初めての外来受診。今日はちょっと予約患者が多くてね，退院後の経過も含めて詳しく聞いてみてほしいんだけど」

野崎Ph

「わかりました。とりあえず話してみますね」

患者モニタリングからリスクをチェック

1. CHADS₂スコア，CHA₂DS₂-VAScスコア

まずは，この患者の血栓塞栓症リスクを確認します。CHADS₂スコアは2点（心不全，高血圧症），CHA₂DS₂-VAScスコアでは3点（心不全，高血圧症，65歳以上）であり，ワルファリンによる脳梗塞予防のメリットがあると考えられます。

2. HAS-BLEDスコア

出血リスクとして，HAS-BLEDスコアは2点（高血圧症，＞65歳）となっています。今回の検査で，PT-INR 3.2と延長傾向になっていますが，大事なことは出血症状の確認です。そして，ワルファリンコントロールの状況把握が重要なので，前回測定されたPT-INR値との乖離がどれほどなのかを確認します。

3. 出血症状を確認するポイント

まずは，頭蓋内出血などの重篤な出血症状を除外します。脳出血は，頭痛，嘔吐，痙攣などの症状を認めることもありますが，多くの場合無症状なので，頭部打撲後など怪しいときはCT検査などで確認します。続いて，消化管出血，眼底出血，泌尿器・生殖器出血を考慮します。検査値においても，Hb

値やBUN値の推移を確認します。続いて，皮下出血斑などの軽微な出血症状の状況について確認します。

重篤な出血症状が明らかではなく，軽微な出血症状も経過観察が可能な状況であれば，外来診療で経過を確認します。

リスクに基づいて抗凝固療法を最適化

ワルファリン投与患者のPT-INR延長時の対応について，国内には明確なガイドラインはなく，海外のガイドラインが参考となります。最近のものでは，2018年に米国血液学会（American Society of Hematology；ASH）よりPT-INR延長時の対応が示されています[1]（表）。

このガイドラインでは，臨床的な状況として，①命に関わる重篤な出血を引き起こしている，②出血はないが，PT-INRが4.0〜10.0の範囲まで超過している――という2つの場面での対応が示されています。①の場面では，ワルファリンの中止やビタミンKの静脈投与（10mg）に加えて，4F-PCCの投与が新鮮凍結血漿（FFP）の投与よりも推奨されています。また，②の場面では一時的なワルファリンの中断が推奨され，ビタミンKの投与は行わないように推奨されています。この理由としては，ワルファリンの中断のみを行った群とビタミンKの投与を行った群を比較した結果，ビタミンKの投与が出血イベントを減少させるという明確な根拠に乏しいためです[2]。またビタミンKの投与は，過度のPT-INR低下を引き起こす可能性も含んでいます。

表　PT-INR延長への対応

臨床状況	対応（米国血液学会ガイドライン2018）
PT-INR値に関係なく重篤で命に関わる出血を伴っている	・4F-PCC ・ビタミンK静注 ・ワルファリン中断
出血がなく，PT-INR値が10.0以上	記載なし
出血がなく，PT-INR値が4.5〜10.0の範囲	・ワルファリン中断 ・ビタミンKは投与しない

したがって，患者の出血リスクを鑑みながら個別的な判断が必要になります。

　ただし，わが国の実臨床においては，PT-INR延長に対してビタミンK投与の閾値が低いようにも感じられます。これは多くの大規模臨床試験の結果も示しているように，日本人を含むアジア系人種は出血傾向が強いことが影響していると思われます[3]。PT-INRが4.0を超えるような患者に出会った場合は通常，入院下でビタミンK静注を行い，PT-INRをモニタリングします。ここで注意が必要なことは，ビタミンKによるPT-INRの低下作用はあくまで一時的なものであり，最終的には肝臓における凝固因子の合成状況によりPT-INRが変動することです。すなわち，ワルファリンを中断し，ビタミンKの投与により仮に12時間でPT-INRが目標治療域に戻ったとしても，24時間後には再びPT-INRが目標治療域を超過しているという事態が起こりえます。したがって，出血リスクが高く，血栓塞栓症リスクが低い患者がビタミンK投与によるPT-INRの補正に適しているといえます。

　ワルファリンの中断のみでPT-INRが低下しにくい患者背景としては，高齢，高いPT-INR値，ワルファリン投与量が少ない（10mg/週以下），心不全，活動性のがんなどがあり，これらの患者に対しては低用量のビタミンK投与の閾値を低くして考えることも必要です[4]。

連携して患者をフォローアップ

　外来患者の場合，PT-INRの治療域超過への対応は大きく2つあります。1つ目は入院してもらいモニタリングする方法，2つ目は受診した数日後に再度外来診療を行う方法です。前者はより出血リスクが高く，ビタミンK投与が必要と考えられる患者に対して行い，後者は出血リスクや血栓塞栓症リスクが相対的に低く，かつ患者の理解力が高い場合に選択します。

　原則的には，ワルファリン休薬後にPT-INRが目標治療域まで低下していることを確認した後に再開することが勧められます。外来診療ではワルファリンを1〜2日間休薬した後に受診してもらい，PT-INRを確認します。しか

し，さまざまな要因で細かなフォローができない場合もあります。そこで，われわれの施設ではワルファリンコントロールを目的とした薬剤師外来を行っています。この外来では，薬剤師がPT-INRの確認と患者面談を行い，投与量や次回フォロー予定などの投与設計をしたうえで，循環器内科医に処方提案する方法をとっています。また他の方法としては，受診した数日後に電話モニタリングを行うことも有効です。

冒頭症例に対するアプローチ

野崎Ph 「患者面談の結論から申しますと，現在の投与量が少し多い印象があります。新たな薬剤の追加はなく，用法・用量も指示どおりに内服されていますし，食事も気になる点はありませんでした。出血症状も，黒色便などはなく，はっきりしたものは確認できませんでした。

この患者さんはもともと長期にわたってワルファリンを服用されており，心不全で入院する前は2mg/日で服用されていました。退院時は，2.5mg/日の内服でPT-INR 2.2と良好な数値でしたが，退院後1週間で徐々に延長した可能性があるため，まずは2mg/日に減量してはどうかと考えています。次回のフォローについては，念のため1週間後に薬剤師外来で確認させていただければと思いますが，いかがでしょうか？」

溝渕MD 「そうだね。心房細動で，かつ心不全や高血圧症ももっている血栓塞栓症リスクの高い患者さんだね。提案どおりワルファリンは休薬せず，2mg/日へ減量して様子をみる方針でいこうか。念のため出血時の注意点について再度説明しておいてくれる？」

野崎Ph 「ありがとうございます。了解です。では，来週患者さんが来られた際にはまたご連絡させてもらいます」

> **POINT！**
>
> ・PT-INR過延長時にビタミンKを投与することは血栓塞栓症リスクを
> 高める可能性がある
> ・軽度のPT-INR延長であれば，ワルファリンの休薬のみで対応できる

●引用文献

1) Witt DM, et al : American Society of Hematology 2018 guidelines for management of venous thromboembolism: optimal management of anticoagulation therapy. Blood Adv, 2 : 3257-3291, 2018

2) Crowther MA, et al : Oral vitamin K versus placebo to correct excessive anticoagulation in patients receiving warfarin: a randomized trial. Ann Intern Med, 150 : 293-300, 2009

3) 堀正二：大規模臨床試験から日本人の特性を知る．心臓，47：124-129，2015

4) Hylek EM, et al : Clinical predictors of prolonged delay in return of the international normalized ratio to within the therapeutic range after excessive anticoagulation with warfarin. Ann Intern Med, 135 : 393-400, 2001

ケース 5 観血的検査，周術期の患者

症例A 歯科クリニックで抜歯が必要といわれた心房細動患者

　78歳男性（身長163cm，体重70kg）。心房細動に対してワルファリンによる抗凝固療法施行中。今回，かかりつけの歯科クリニックにて抜歯が必要といわれ，ワルファリン中止の可否について相談目的に来院。

- ●既 往 歴　脳梗塞（治療後），糖尿病，高血圧症，大腸憩室による下部消化管出血（治療後）
- ●内 服 薬　ワルファリン錠1mg　　1回2.5錠　　1日1回
  　　　　　　アムロジピン錠5mg　　1回1錠　　　1日1回
  　　　　　　メトホルミン錠500mg　1回2錠　　　1日2回
- ●検 査 値　PT-INR 2.2，Cr 0.85mg/dL
- ●そ の 他　アドヒアランス 良好

野崎Ph

「先生，この患者さん抜歯するらしくて，『ワルファリンを1週間中止しなさい』って言われたそうなんですけど，最近はワルファリン継続下で抜歯したほうがいいんですか？」

溝渕MD

「そうそう。原則としてワルファリン継続下で抜歯することが歯科の複数学会が合同で作成したガイドライン上でも推奨されているからね[1]」

野崎Ph

「出た！　伝家の宝刀ガイドライン！　もう，有無を言わさないって感じですね」

患者モニタリングからリスクをチェック

1. CHADS₂スコア

　これまでに報告されているレビュー論文などでは，ワルファリン中断で血栓塞栓症を起こすリスクは一般的に1%程度とされています。また，その血栓塞栓症はかなり重篤な結果をもたらすことがこれまでに示されており，万一発症した場合は致死的といえます[2]（p.88のCQ13を参照）。

　この患者の場合，血栓塞栓症リスクの指標となるCHADS₂スコアが少なくとも5点（75歳以上，高血圧症，糖尿病，脳梗塞既往）で，血栓塞栓症の年間発生率は12.5%と高いため[3]，基本的には抗凝固療法の中断はリスクが高いと考えられます。

2. その他のリスク

（1）大腸憩室出血の既往

　大腸憩室出血は，抗凝固療法を行ううえで厄介な問題の一つです。出血源を特定することが困難であるほか，再発を繰り返しやすいという特徴があります。現在のワルファリンコントロール下では大きなトラブルもなく経過していますが，ワルファリンの中断や再開といった凝固能の変動により，出血リスクが高まることも懸念されます。特にワルファリン開始後90日以内は出血のリスクが高いことが報告されています[4]。

（2）腎機能

　Cr 0.85mg/dL，体重70kgでCcrは70.9mL/分と，腎機能は正常範囲と考えられます。

 ## リスクに基づいて抗凝固療法を最適化

　『科学的根拠に基づく抗血栓療法患者の抜歯に関するガイドライン 2015年改訂版』の推奨根拠の一つとなった日本人を対象とした報告によると，PT-INR

が3.0未満であれば普通抜歯は可能とされています[5]。そのため，ワルファリン内服患者の普通抜歯については，原則PT-INRを治療域（70歳以上ではPT-INR 1.6〜2.6）にコントロールした状態で，ワルファリンを中断せずに抜歯するようかかりつけの歯科医に依頼しましょう。もちろん，患者個別のリスクや施設ごとの体制・環境などの問題も考慮する必要がありますので，あまりガイドラインに縛られすぎないことも大事ですが，その場合にはその判断，介入根拠をカルテに記録しておくことが大切です。

　この患者のPT-INRは2.2だったため原則，抗凝固療法を中断する必要はありません。PT-INRを変動させるような中止・再開といった介入そのものが，血栓塞栓症のリスクだけでなく出血性合併症をもたらす可能性もあることに注意が必要です。

 ## 連携して患者をフォローアップ

　歯科治療前にPT-INRの確認を行って歯科医にしっかりと情報を提供することが大切です。『科学的根拠に基づく抗血栓療法患者の抜歯に関するガイドライン 2015年改訂版』でも，施術24時間以内，少なくとも72時間以内の確認が推奨されています。

　また，抜歯に際しては，感染予防の目的で術前もしくは術後に経口抗菌薬がルーチン投与されることが多いほか，①NSAIDsなどの解熱鎮痛薬が投与されること，②抜歯後の疼痛などにより食事摂取量が低下すること——なども考えられます。これらはいずれもワルファリンの効果増強をもたらす要因となりえます。そのため，この患者の場合は比較的PT-INRの安定した良好なワルファリンコントロールといえますが，抜歯後の経過次第でPT-INRをフォローすることを考えてもよいでしょう。

冒頭症例に対するアプローチ

野崎Ph
「じゃあ，患者さんにはどのように説明しましょうか？」

溝渕MD
「ワルファリンは中断する必要がないこと，担当される歯科の先生にはその理由も含めてこちらから情報提供しておくことをお知らせしておけば，この患者さんに安心してもらえるんじゃないかな？」

野崎Ph
「もしも歯科の先生に『それでは出血リスクが高くて処置できない』と言われたらどうしますか？」

溝渕MD
「そうなると，こちらがいくらガイドラインの内容を推しても意味がないよね。可能なら処置される先生と直接コミュニケーションをとって，患者さんも納得する形で対処するしかないかな。そういうコミュニケーションを怠らないことが，安全に抗凝固療法を続けるうえでは大切だと思うよ」

POINT！

・観血的検査や周術期であっても，抗凝固薬の内服を中止しなくてもよいケースがある！

症例B 胃がんにより内視鏡手術が必要になった心房細動患者

72歳男性（身長162cm，体重53kg）。心房細動にてワルファリンによる抗凝固療法施行中。高血圧症，糖尿病の合併あり。上腹部不快感を訴え消化器内科を受診。上部消化管内視鏡検査の結果，早期の胃がんと診断され，内視鏡的粘膜切除術（EMR）の適応と判断された。抗凝固療法について相談のため受診。

- ●既 往 歴　糖尿病，高血圧症
- ●内 服 薬　ワルファリン錠1mg　1回3錠　1日1回
　　　　　　　エナラプリル錠5mg　1回1錠　1日1回
- ●検 査 値　PT-INR 1.9（3カ月前のデータ），Cr 1.0mg/dL，Alb 2.9g/dL
- ●そ の 他　アドヒアランス 中等度

溝渕MD 「この患者さん，EMRしなくちゃいけないって。消化器内科の医師はできれば早期に手術したいそうなんだ」

研修医 「じゃあ，ワルファリンを中止してヘパリンブリッジですか…。『抗血栓薬服用者に対する消化器内視鏡診療ガイドライン』にそんなこと書いてあったような…」

野崎Ph 「先生それ最近，追補版が発表されて内容が変わったの知ってますか？」

研修医 「えっ！　そうなんですか？」

 ## 患者モニタリングからリスクをチェック

　周術期の抗凝固療法では，その一時中止の是非や中止のタイミング，ヘパリンブリッジの必要性などを手術リスクに応じて個別に検討する必要があり

ます。

　施行例の多い消化器内視鏡診療においては，日本消化器内視鏡学会から
『抗血栓薬服用者に対する消化器内視鏡診療ガイドライン』[6]が発表されてい
ます。さらに，2017年には『抗血栓薬服用者に対する消化器内視鏡診療ガ
イドライン——直接経口抗凝固薬（DOAC）を含めた抗凝固薬に関する追補
2017』[7]が発表されました。これには，ヘパリンブリッジによる出血リスク
の増加や休薬のみでの対応，そしてワルファリンからDOACへのスイッチ
などが記載されており，最新の知見を踏まえたガイドラインになっています
（p.90のCQ14を参照）。さほどボリュームも多くはないため一読をお勧めし
ます。

1. CHADS$_2$スコア

　この患者の場合，血栓塞栓症リスクの指標となるCHADS$_2$スコアが2点
（治療中の高血圧症，糖尿病）で，血栓塞栓症の年間発生率は4%程度と推
定されます[3]。そのため，抗凝固療法の中断は基本的にリスクが高いと考え
られます。

2. その他のリスク

（1）腎機能

　Cr 1.0mg/dLから算出されるこの患者のCcrは50.1mL/分（Cockcroft-
Gault式）と，正常値よりやや低下しているものの，薬剤の使用に支障が出
るほどの低下ではないと考えられます。

（2）低アルブミン血症

　この患者のAlbは2.9g/dL（基準範囲：4.1〜5.1g/dL）と，低アルブミン
血症を呈しています。これは，担がん状態であることや食思不振などの栄養
不良が原因となっている可能性が考えられます。

　ワルファリンはアルブミンと結合するため，低アルブミン血症の場合，効
果が強く現れてしまう可能性があります。

リスクに基づいて抗凝固療法を最適化

1. 手術リスクからの検討

　『抗血栓薬服用者に対する消化器内視鏡診療ガイドライン』によると，早期の胃がんに対するEMRは「出血高危険度の消化器内視鏡」に分類されます[6]。

　2012年のガイドラインでは，ワルファリン投与患者に対してヘパリンブリッジが推奨されていました。しかし，2017年の追補版[7]では，「ワルファリン内服者での出血高危険度の消化器内視鏡においては，ヘパリン置換は後出血リスクを上げる可能性がある。ヘパリン置換の代わりにINRが治療域であればワルファリン継続下あるいは非弁膜症性心房細動の場合にはDOACへの一時的変更で内視鏡的処置を行うことも考慮される。〔弱い推奨（提案）〕」と，それまでとは真逆のステートメントにとって代わりました。これは，近年発表された循環器領域でのヘパリンブリッジに関する研究[8]，ようするにヘパリンブリッジの出血リスクに関する知見が反映された結果といえます。

2. PT-INRからの検討

　この患者のPT-INRが3カ月前のデータであるだけでなく，低アルブミン血症が進行しておりワルファリンの効果が強く現れてしまう可能性があることから，まずは現段階でのPT-INRを確認することが大切です。再検査の結果，この患者のPT-INRは3.2と，治療域（1.6～2.6）よりも上昇していることが判明しました。

　ワルファリン継続下での治療は，あくまで治療域にPT-INRが維持されていることが原則ですので，治療域となるまで内視鏡治療は待機するべきでしょう。周術期のみDOACへ置換することも考慮できますが，いずれにしてもPT-INRが低下するまでは治療待機となります。

連携して患者をフォローアップ

　この患者は基本的にガイドラインの追補版[7]を根拠とした対応でよいのですが，消化器内科医にはそれを踏まえたうえで，ワルファリン継続に問題がないかどうかを確認する必要があります。

　貧血が進行している場合や今後も経口摂取が難しいことが予測されるような病態などであれば，ワルファリン継続はやはり治療後の出血リスクを高める可能性があります。また，どのくらいで内服を再開できるのかという見通しも検討し，対応を判断する必要があります。なお，抗血小板薬と抗凝固療法の併用例では，ヘパリンブリッジが推奨される場合もありますので注意が必要です。

冒頭症例に対するアプローチ

野崎Ph
「ひとまずワルファリンは一時中止で，PT-INRをモニタリングしなければいけませんね。リバースは必要ですか？」

溝渕MD
「現段階では出血症状もないし，中止して経過観察でいいんじゃないかな。あまり食事が摂れていないみたいだから，PT-INRの低下にはやや時間がかかるかもしれないね。治療域とはいえ，今後の治療のことを考えるとPT-INR 1.6〜2.0くらいの低めを目標値にしたほうがいいと思う。ガイドラインでは，周術期にDOACへの変更も可能とされているけど，その辺は消化器内科の医師と相談だね。PT-INRが不安定な推移を示すようなら，変更を検討してもいいかもね」

野崎Ph
「昔はどんな手術でも当たり前のようにヘパリンブリッジをしていたのに，ヘパリンブリッジに対する否定的な研究結果が出たり[8]，手術手技が低侵襲化して安全性が向上したり，一昔前の常識がどんどん変わっていますね…。しっかりディスカッションすることが大

切ですね」

POINT！

・ヘパリンブリッジは術後出血のリスクとなりやすい
・手術の内容やリスクを検討して対応を考える

●引用文献
1) 日本有病者歯科医療学会，他・編：科学的根拠に基づく抗血栓療法患者の抜歯に関するガイドライン 2015年改訂版. 学術社, 2015
2) Wahl MJ : Dental surgery in anticoagulated patients. Arch Intern Med, 158 : 1610-1616, 1998
3) Gage BF, et al : Validation of clinical classification schemes for predicting stroke: results from the National Registry of Atrial Fibrillation. JAMA, 285 : 2864-2870, 2001
4) Snipelisky D, et al : Current strageties to minimze the bleeding risk of warfarin. J Blood Med, 4 : 89-99, 2013
5) Morimoto Y, et al : Hemostatic management of tooth extractions in patients on oral antithrombotic therapy. J Oral Maxillofac Surg, 66 : 51-57, 2008
6) 藤本一眞，他：抗血栓薬服用者に対する消化器内視鏡診療ガイドライン. 日本消化器内視鏡学会雑誌, 54 : 2073-2102, 2012
7) 加藤元嗣，他：抗血栓薬服用者に対する消化器内視鏡診療ガイドライン；直接経口抗凝固薬（DOAC）を含めた抗凝固薬に関する追補2017. 日本消化器内視鏡学会雑誌, 59 : 1547-1558, 2017
8) Douketis JD, et al : Perioperative bridging anticoagulation in patients with atrial fibrillation. N Engl J Med, 373 : 823-833, 2015

Memo

ケース 6 静脈血栓塞栓症の患者

症例 整形外科手術を予定している変形性膝関節症の患者

　76歳女性（身長149cm，体重65kg）。変形性膝関節症に対する人工膝関節置換術（TKA）が3週間先に予定され，周術期の静脈血栓塞栓症（VTE）予防の対応についてのコンサルテーションを目的に，循環器内科を紹介受診。術前エコー検査で深部静脈血栓症（DVT）はなかったものの，ここ数カ月は痛みでほとんど動いていない。

- ●既 往 歴　高血圧症
- ●内 服 薬　ロキソプロフェン錠60mg　1回1錠　頓用
- ●検 査 値　Cr 0.7mg/dL，D-ダイマー 0.1μg/mL未満
- ●そ の 他　アドヒアランス 良好，下腿浮腫なし，下肢静脈瘤なし

野崎Ph

「膝関節手術って，術後にVTEが発生しやすいんですよね？」

溝渕MD

「膝・股関節を含む人工関節置換術〔TKA，人工股関節置換術（THA）〕は，VTEの発生リスクが高度とされているね。最近は，無症候性VTEについては予防の対象外となって，あくまで症候性のVTEが予防の対象になっているんだけど，予防処置を行わなかった場合，術後35日までの合計の症候性VTE発症率は4.3%（肺動脈血栓塞栓症 1.5%，DVT 2.8%）ということなんだって[1]」

野崎Ph

「どうして整形外科だけ，そんなにVTEが起こりやすいんでしょうかね？」

溝渕MD

「膝・股関節の手術が必要な患者はもともと術前のADLが低下している
ケースが多くて，下肢血流のうっ滞が起こりやすい背景があるし，手術自体も血液凝固状態が亢進しやすい性質があるといわれているんだ[2]。よくある手術だけれど，出血量が多くなることもある侵襲度の高い手術ということは専門外でも知っておくべきだろうね。ADLの低いフレイルやサルコペニアの高齢患者が主な対象なわけだから，必然的に出血リスクも高いんだよね」

 ## 患者モニタリングからリスクをチェック

1. 手術によるリスク

『日本整形外科学会 症候性静脈血栓塞栓症予防ガイドライン2017』では，TKAはVTE発生の高リスクとされ，間欠的空気圧迫法（IPC）などの理学的予防法と薬物療法である抗凝固療法のいずれかを実施すること，あるいは併用することが提案されています[1]。

また，出血がコントロールでき，ほかに出血源となるような病態がないことを前提に，米国胸部疾患学会議（American College of Chest Physician；ACCP）のガイドライン[3]でも，TKAやTHAにおける術後の抗凝固療法については「しないよりはしたほうがよい（最低術後10～14日）」とされています。そのため，下肢整形外科領域の手術では原則，全例術後のVTE予防を考慮し，出血などの状況をみながら抗凝固療法を実施します。

2. VTEリスク

現段階で，臨床的にDVTの発生はありませんが，そのもととなるリスクを臨床的に判定する方法として，Wellsクライテリアとよばれる基準があります[4]（**表1**）。

これに従うと，この患者の場合，痛みでほぼ寝たきり状態であったこと以外のリスクはないので，1点〔中等度リスク（17%）〕ということになります。

表1　Wellsクライテリア

臨床的事項	ポイント
活動性悪性腫瘍（治療6カ月以内，もしくは緩和治療中）	1
完全麻痺，不全麻痺あるいは下肢固定後	1
外科手術のため4週間以内に3日以上の臥床	1
深部静脈領域に一致した局所的疼痛	1
下肢全体の腫脹	1
片側性の下腿腫脹〔周径3cm以上（脛骨粗面よりも下方）〕	1
片側性の陥凹性浮腫	1
非静脈瘤性の側副血行性表在静脈	1
深部静脈血栓症以外の診断の可能性が高い	−2

・3点以上：高リスク（75%以上）　　1〜2点：中等度リスク（17%）　　0点以下：低リスク

　さらに，このWellsクライテリアの臨床的基準2点以下に加えてD-ダイマーが陰性である場合，陰性的中率は96%と非常に高いことが報告されています[5]。この患者は，D-ダイマーも0.1μg/mL未満（試薬にもよりますが，ここでは0.5μg/mL未満を陰性）なので，現段階でDVTが発生している可能性は否定的と考えてよいでしょう。

3．その他のリスク

　Crは0.7mg/dLで，腎機能は問題ありません。また，アドヒアランスも良好です。

　以上をまとめると，現段階では患者側のVTEリスクとして中等度のリスクがあり，手術が高リスクであることを踏まえ，術中・術後の出血がなく，待機的手術で手術そのものが順調に終わるようであれば，一定期間，予防的な抗凝固療法を行ったほうがよいと考えられます。

リスクに基づいて抗凝固療法を最適化

　術中・術後の出血が多いとき，また多発外傷のようなときには，いくら
VTEの発生リスクが高いといっても抗凝固療法開始に伴う出血リスクを考
慮する必要があります。実際の抗凝固療法では，単にマニュアルどおりに実
施するのではなく，抗凝固療法を実施する循環器内科医と手術を担当する整
形外科医が，患者背景に加えて手術のリスクや侵襲度，術中・術後の様子な
どについて十分話し合い，いつから，どのように抗凝固療法を実施するか検
討する必要があります。

　薬剤の選択基準は複雑ですが，考慮すべきポイントは，①適応疾患，②腎
機能，③投与法——の3点です。

1. 適応疾患からの検討

　VTE一次予防に対する抗凝固療法では，経口剤のワルファリン，エドキ
サバンのほかに，未分画ヘパリンや低分子ヘパリンであるエノキサパリン
（クレキサン®），フォンダパリヌクス（アリクストラ®）といった注射剤が
使用可能ですが，患者の状態や手術内容を考慮して薬剤を選択することが求
められます（表2）。DOACのなかでは，整形外科手術施行患者に対する
VTE一次予防の適応を有している薬剤は，エドキサバンだけであることに
注意が必要です[a]。

2. 腎機能からの検討

　わが国のガイドライン[1]により，VTEの一次予防を行う場合，膝・股関
節手術を予定されている腎機能正常の患者であれば，その使いやすさから現
在は整形外科医により術後からエドキサバンを体重に応じてほぼルーチン投
与されていることが多いと思います。その場合は，Ccr 50mL/分以上であ

---

[a]：2019年時点。リバーロキサバン，アピキサバンはVTE治療や二次予防としての再発抑制の適応
のみ

表2 整形外科領域でVTE一次予防に用いる抗凝固薬

名称	未分画ヘパリン		エノキサパリン	フォンダパリヌクス	ワルファリン	エドキサバン
投与経路	持続静注（用量調節）	皮下注（低用量）	皮下注（低分子ヘパリン）	皮下注（合成硫酸ペンタサッカライド）	経口	経口
用法・用量	10,000～15,000単位/日（APTTモニタリング）	1日2～3回 5,000単位/回	術後24時間～ 2,000単位 1日2回	術後24時間～ 2.5mg 1日1回	※PT-INRモニタリングにより決定	術後12時間～ 1日1回 30mg
腎機能	目安はないが，重篤例は禁忌		Ccr 30～50mL/分 →1日1回	Ccr 30～50mL/分 →1.5mg	使用可能	Ccr 30～50mL/分 →1日15mg
適応疾患	すべて		膝・股関節手術（THA・TKA・HFS）	下肢整形外科手術全般	すべて	膝・股関節手術（THA・TKA・HFS）
拮抗薬	プロタミン		プロタミン	なし	4F-PCC，ビタミンK	なし
投与期間（目安）	※ヘパリン起因性血小板減少症のリスクがあり，長期にわたる場合，経口剤への移行を検討		術後10～14日間	術後10～14日間	なし	術後10～14日間

THA：人工股関節置換術　　　TKA：人工膝関節置換術　　　HFS：股関節骨折手術
Ccr：クレアチニンクリアランス

れば1日1回30mg，Ccr 30mL/分以上50mL/分未満では1日1回15mgとなっていることを確認すればよいでしょう。

　一方，密な連携を必要とするのは高度腎機能低下例（Ccr 30mL/分未満）で，エノキサパリン，フォンダパリヌクス，エドキサバンは禁忌となるため，術後から使用可能な薬剤は未分画ヘパリンとワルファリンしかありません。

3．投与法からの検討

（1）未分画ヘパリン

　未分画ヘパリンは，低用量（5,000単位）を8～12時間ごとに投与する方法（低用量未分画ヘパリン）と，APTTをモニタリングしながら用量を調

表3　整形外科手術患者に応じた抗凝固療法（例）

	例1	例2	例3
	83歳女性	70歳女性	25歳男性
身長／体重	146cm/43kg	158cm/72kg	178cm/65kg
手術	股関節骨折手術	人工膝関節置換術	腓骨骨折に対する骨接合術
手術リスク	高リスク	高リスク	低リスク
DVTリスク（Wellsクライテリア）	脳梗塞後遺症（1点）	大腸がん術後3カ月（1点）	（0点）
腎機能	Cr 0.9mg/dL（Ccr 30.5mL/分）	Cr 1.1mg/dL（Ccr 52.5mL/分）	Cr 0.8mg/dL（Ccr＞70mL/分）
経口摂取の可否	誤嚥リスクあり	可	可
推奨されるVTE予防法	抗凝固療法 and/or 間欠的空気圧迫法	抗凝固療法 and/or 間欠的空気圧迫法	早期離床，積極下肢運動
抗凝固薬投与例	低用量未分画ヘパリン皮下注 1回5,000単位 12時間ごと	エドキサバン30mg 1日1回1錠	なし

節する方法（用量調節未分画ヘパリン）の2種類の投与方法があります（表2）。

　低用量で投与する場合は，皮下注のヘパリンカルシウムを選択することが多いと思われます。この方法のメリットは，APTTのための頻回の採血と点滴ルートが不要な点で，注射回数は2〜3回／日となります（**表3**の例1）。一方，用量調節の場合，APTTが対照の2倍程度になるように持続静注の投与速度を調節します❺。点滴ルートが必要な患者には受け入れやすい方法ですが，その調節には多少慣れが必要です。結局，投与量としては1日あたり10,000〜15,000単位程度になることが多いと思われます。

（2）ワルファリン

　ワルファリンは効果発現に時間がかかるため，実際には術直後から使用されることはなく，VTEのリスクに応じて継続的な抗凝固療法が必要とされ

---

❺：例えば，APTT対照が30秒であれば，実際のAPTT測定値が60秒程度になるように投与速度を調整する

る場合に使用されます。ワルファリンを継続使用する場合，術後の出血など
の様子をみながら，ヘパリンブリッジ下で慎重に少量から開始し，PT-INR
が1.6を超えたらヘパリンを中止します（ヘパリンブリッジについてはp.84
のCQ12を参照）。

　以上をまとめると，この患者は腎機能に問題がなく，経口摂取も可能で，
ワルファリンと併用注意であるロキソプロフェンを服用していることから，
エドキサバンが比較的使いやすいと考えられます。術後12時間経過した段
階からエドキサバン 1 日 1 回30mg投与を10〜14日間継続すればよいでしょ
う。なお，表3はさまざまな背景を有する整形外科手術予定の患者に対する
抗凝固療法の適否，投与方法の例を提示していますので参照してください。

連携して患者をフォローアップ

　出血リスクを勘案すると，これらの抗凝固薬の投与開始にあたっては，少
なくとも術後約12時間を経過し，手術創などからの出血がないことを確認
する必要があります。また，硬膜外麻酔や腰椎麻酔後の場合は，硬膜外カテー
テル抜去あるいは腰椎穿刺から少なくとも 2 時間を経過してから行う必要が
あります。術式，麻酔法や手術終了時間などを確認したうえで，整形外科医
に抗凝固療法の方法やその開始のタイミングについて確認と連絡を怠らない
ことが大切です。
　整形外科手術後のVTE一次予防について，これまでわが国のガイドライ
ンにはリスクの高低レベルに応じて推奨される予防法がわかりやすく提示さ
れていましたが，2017年の改訂に伴い，そのような一覧表が掲載されなく
なり，「推奨（推奨グレードA）」「提案（推奨グレードB）」といった内容が
延々と文章で記載されています。
　ガイドライン策定側の意図や想いはいろいろあるようで，この2017年改
訂のガイドラインは一読をお勧めしますが，初学者や専門外のスタッフにわ

かりにくくなったことは確かです。そのため，今まで以上に整形外科医との連携が重要といえるでしょう。専門外のスタッフも，手術頻度の高いTHA，TKAについてはVTE発生の高リスク手術であるということは押さえたうえで，綿密に整形外科医と連携をとり，個別のリスクを評価し対応するほかありません。

🩸 冒頭症例に対するアプローチ

——TKA術後…

野崎Ph
「無事に手術も終わって，出血もごく少量で経過は順調みたいです。整形外科の担当医は『明日くらいから抗凝固療法を始めてもいいと思うよ』って，おっしゃっていました」

溝渕MD
「それじゃあ腎機能も問題ないし，明日の朝で術後12時間くらいだからエドキサバンで開始するね？」

野崎Ph
「経口摂取も可能ですし，問題ないですね。この患者のCcrは約70mL/分だから特に減量する必要はないですけど，エドキサバンの用量は心房細動と違って30mg/日なので，注意してくださいね」

POINT！

・整形外科手術後のVTE一次予防では，患者側のリスクと，手術自体の合併リスクの評価が必要。手術内容について整形外科医にしっかりとした確認を！

●引用文献
1) 日本整形外科学会・監：日本整形外科学会 症候性静脈血栓塞栓症予防ガイドライン2017. 南江堂, 2017
2) 阿部靖之：整形外科領域における新しいVTE予防ガイドライン；作成の経緯と概要. 日本血栓止血学会誌, 29：343-347, 2018

3) Falck-Ytter Y, et al : Prevention of VTE in orthopedic surgery patients: antithrombotic therapy and prevention of thrombosis, 9th ed: American College of Chest Physicians evidence-based clinical practice guidelines. Chest, 141（2 Suppl）: e278S-e325S, 2012

4) Wells PS, et al : Value of assessment of pretest probability of deep-vein thrombosis in clinical management. Lancet, 350 : 1795-1798, 1997

5) Wells PS, et al : Evaluation of D-dimer in the diagnosis of suspected deep-vein thrombosis. N Engl J Med, 349 : 1227-1235, 2003

ケース 7 消化管出血の既往患者

症例 上部消化管出血既往のある発作性心房細動の患者

　63歳男性（身長166cm，体重54kg）。動悸を自覚し，近医を受診したところ，心房細動を指摘された。CHADS₂スコアは2点（高血圧症治療中および糖尿病）。症状も強く，今後カテーテルアブレーションも含めたリズムコントロールを希望。抗凝固療法の適応であるが，過去に出血性胃潰瘍の既往があり，抗凝固療法開始の適否とカテーテルアブレーションの適応についての検討を目的に当科を紹介受診。

- ●既 往 歴　出血性胃潰瘍（治療後），高血圧症，糖尿病
- ●内 服 薬　アイミクス®配合錠HD　　　　1回1錠　1日1回
　　　　　　　ランソプラゾールOD錠15mg　1回1錠　1日1回
　　　　　　　ベラパミル錠40mg　　　　　　1回2錠　1日3回
- ●検 査 値　Cr 1.2mg/dL，HbA1c 7.4%
- ●そ の 他　アドヒアランス 中等度

野崎Ph

「この患者さんは心房細動のカテーテルアブレーションを希望されているんですけど，まだ抗凝固療法を開始していないんです。ひょっとして消化管出血の既往があるからですか？」

溝渕MD

「紹介元の医師も抗凝固療法の適応（CHADS₂スコア2点）であることはわかっているけど，消化管出血既往の患者に開始していいものかどうか検討してほしいみたい」

野崎Ph

「確かに少し悩ましいですね…」

患者モニタリングからリスクをチェック

　消化管出血の既往のある心房細動患者に抗凝固療法を検討する場合，まず
その消化管出血自体が治癒していること，あるいは安定的にコントロールさ
れていることが前提です。活動性出血がある場合，あるいは出血源の特定が
困難で，保存的に経過観察されている場合（大腸憩室出血など）は，抗凝固
療法そのものが困難を伴います。この出血リスクと血栓塞栓症予防のベネ
フィットをよく考えて患者に提案することが大切です。

1．CHADS₂スコア

　CHADS$_2$スコアは2点（治療中の高血圧症，未治療の糖尿病）で，今後カ
テーテルアブレーション（以下，アブレーション）が考慮されています。
CHADS$_2$スコアの点数から抗凝固療法は適応で，アブレーションでは少なく
とも術前3週間および術後2カ月間の抗凝固療法が推奨されています[1]。

2．その他のリスク

　治療後とはいえ出血性胃潰瘍の既往があり，抗凝固療法に伴う一定の出血
リスクが想定されます。また，Crが1.2mg/dLと軽度の腎機能低下がみられ
るとともに，HbA1cが7.4%と基準範囲（4.9～6.0%）よりも高く，アドヒア
ランスも良好ではありません。

 ## リスクに基づいて抗凝固療法を最適化

　出血性疾患の既往患者では，出血性疾患の状態と血栓塞栓症リスクをそれ
ぞれ勘案して，抗凝固療法の適否を決定します。得てして医師は心房細動と
いうと，つい抗凝固療法の重要性ばかりを患者に説きがちですが，コントロー
ルできない消化管出血を抱えている患者は抗凝固療法により日常生活に大き
な支障を来す可能性が高く，QOLのみならず生命に関わる問題となります

ので，総合的な見地からの検討が必要です。

　なお，CHADS₂スコアの高低にかかわらず，心房細動のアブレーションを控えている場合は必ず抗凝固療法を開始しなくてはいけません。心房細動自体の血栓形成性以外に，血管内・心腔内へのカテーテル留置や心内膜面焼灼により心腔内での血栓形成性が高まるとされるからです。『心房細動（薬物）治療ガイドライン（2013年改訂版）』にもあるとおり，術前・術後ともに一定期間の抗凝固療法の継続が必要です。したがって，アブレーションに先立って一定期間（3〜4週間）の抗凝固薬内服で出血性合併症が発生しないかどうかの判断（忍容性の確認）が求められ，医師はそのうえでアブレーションの適否を最終判断します。逆にいえば，一定期間の抗凝固療法に耐えられない患者のアブレーション適応はありません。

1．出血リスクからの検討

　消化管出血の既往患者にとって，ワルファリンとDOACはどちらが有利なのでしょうか。リアルワールドデータとして，2018年に報告されたプライマリケアにおける経口抗凝固薬のリスクとベネフィットをみた英国のコホート研究[2]では，アピキサバンはワルファリンよりも上部消化管出血のリスクがやや低く，ダビガトランとリバーロキサバンはワルファリンと同等という結果が出ています。一方，65歳未満の患者では，ダビガトランやリバーロキサバンのほうがワルファリンよりも消化管出血のリスクは低いという報告もあります[3]。

　何だかすっきりしませんが，リアルワールドとはいえ日本と事情が異なりますし，臨床試験のデータから考えても実臨床における最適解はなかなか出せません。大まかにいえば，薬剤の有効性，安全性を評価したランダム化比較試験では，各DOACはワルファリンに対して出血性合併症のリスクはおおむね低いものの，消化管出血についてはワルファリンより高い[4]という結果が出ているということ，そしてリアルワールドデータではまだ結果が一様ではないということです。

2. 用法からの検討

　アドヒアランスがあまり良好ではない場合，服用回数の少ない薬剤を選択するのも一つの方法です。1日1回内服の薬剤として，リバーロキサバン，エドキサバン，ワルファリンがあります。腎機能の観点から，リバーロキサバンではCcr 49mL/分未満，エドキサバンではCcr 50mL/分以下がそれぞれ減量基準になっています。

　この患者の場合，薬をおおむね内服できているようですが，夜はときどき忘れてしまうため，どちらかというと薬を朝1回にまとめたいようです。また用量設定では，Cr 1.2mg/dLから導かれるCcrが48.1mL/分で，先ほどの減量基準に照らしあわせても減量するかどうか悩ましいところです。

3. 併用薬からの検討

　ワルファリンと比べて出血リスクが低いといわれているDOACでも，薬物相互作用により出血リスクや薬物血中濃度が上昇することがあります。この患者の場合，抗凝固薬としてダビガトランやエドキサバンを選択すると，P糖タンパク阻害薬であるベラパミルとの併用で，それぞれ血中濃度が予期せず高まってしまう危険性があります。そのため，ベラパミルを併用する場合はワルファリンを選択し，PT-INRをモニタリングするほうがよいと考えられます。

　レートコントロール薬をベラパミルからビソプロロールなどに変える方法もありますが，エドキサバンの場合，体重60kg以下も減量対象となるため，この患者では用量が30mgに減量されてしまいます。大規模臨床試験では，エドキサバン30mgはワルファリンよりも虚血性脳卒中が高いことが報告されており[5]，アブレーションを予定している患者では周術期の脳梗塞を予防する必要があるため，やや不安が残ります。

　まとめると，この患者のCcrは48.1mL/分で，腎機能が軽度低下しており，未治療の糖尿病があります。選択する抗凝固薬として，ワルファリンは腎機

能低下例でも使用可能で，脳卒中予防の効果や消化管出血リスクの観点から悪い選択ではありませんが，DOACが使用できないほど腎機能が低下しているわけでもありません。

　1日1回という患者の希望に寄り添いすぎると治療の選択肢が限定されてしまう可能性もあるため，服薬指導を通じて内服の必要性について患者に理解してもらい，アドヒアランスの改善を図ることが大切です。

連携して患者をフォローアップ

　心房細動のアブレーションは有効な治療ですが，一定の割合（20〜30％）で再発することが知られており，仮にアブレーションで心房細動がコントロールされたとしても，一般的にCHADS$_2$スコア2点以上の患者ではアブレーション後，正常心拍（洞調律）が維持されていても抗凝固薬の継続が望ましいとされています[6]。術後の抗凝固療法中止の判断については専門家でも難しく，一定の血栓塞栓症リスクのある患者では治療の成否によらず長期間継続となる可能性があります。

　まず消化管出血の病態について，担当の消化器内科医に相談，確認することが大切です。そして，その際に抗凝固療法継続の是非についての意見を求めることも重要です。

　この患者の場合はCHADS$_2$スコア2点以上であり，アブレーション後も抗凝固療法が継続される可能性が高いと思われるため，現状の病態把握と，万一出血が再発した場合の対処も含めて患者に丁寧な説明が必要です。この患者では，担当の消化器内科医より「消化性潰瘍は治癒し，プロトンポンプ阻害薬も投薬されていることから抗凝固療法の継続に支障はない」とのコメントがあり，それを確認してから抗凝固療法を開始し，3週間の忍容性を確認してアブレーションの予定を立てることになりました。

冒頭症例に対するアプローチ

野崎Ph

「つまりアブレーション前だけ抗凝固療法するのではなく，術後ある程度長期的に内服することになるんですね？」

溝渕MD

「そのとおり。この患者さんの消化性潰瘍は治療されて安定しているから，消化器内科の医師も抗凝固療法の継続はOKしてくれたよ。アブレーション周術期では，まず虚血性脳卒中の予防はしっかりしたいね。併用薬（ベラパミル）のことや臨床試験の結果をみると，ダビガトランやエドキサバンは不向きだと思う。腎機能を考慮すると低用量になってしまうリバーロキサバンも予防効果に不安が残るね。ワルファリンは悪くない選択だけど，もし1日2回でもいいならアピキサバンがいいかな。アピキサバンの通常量（1回5mg 1日2回）なら過量投与にならず，脳卒中予防の効果も確保できるし，出血リスクも比較的妥当[2]だと思うんだ」

野崎Ph

「それではアピキサバンを提案して，OKなら投与後の忍容性を3週後にチェックしましょう。患者さんは早く治療したいみたいだけど，抗凝固薬の安全性確認はこういう患者さんこそ大事ですよね」

POINT！

・DOACの大規模臨床試験は，ワルファリンと各DOACとの単純比較にすぎない。現在使用可能な抗凝固薬のうち，どれが最適かは患者ごとに判断する必要がある
・心房細動のカテーテルアブレーションは有効な治療であるものの，術後に抗凝固療法を必ず中断できるわけではないため，それを踏まえた方針決定が必要
・出血性疾患の既往がある患者への抗凝固療法は，他科とも連携して情報を共有することが大切

●引用文献
1) 日本循環器学会，他：心房細動治療（薬物）ガイドライン（2013年改訂版）. 2013
2) Vinogradova Y, et al：Risks and benefits of direct oral anticoagulants versus warfarin in a real world setting: cohort study in primary care. BMJ, 362：k2505, 2018
3) Abraham NS, et al：Comparative risk of gastrointestinal bleeding with dabigatran, rivaroxaban, and warfarin: population based cohort study. BMJ, 350：h1857, 2015
4) Ruff CT, et al：Comparison of the efficacy and safety of new oral anticoagulants with warfarin in patients with atrial fibrillation: a meta-analysis of randomised trials. Lancet, 383：955-962, 2014
5) Giugliano RP, et al：Edoxaban versus warfarin in patients with atrial fibrillation. N Engl J Med, 369：2093-2104, 2013
6) 日本循環器学会，他：不整脈非薬物治療ガイドライン（2018年改訂版）. 2019

心房細動のアブレーション周術期における 経口抗凝固薬の取り扱い

　心房細動のカテーテルアブレーション（以下，アブレーション）は現在，わが国のみならず全世界で急速に施行症例数が増加していますが，一定の確率で発生する重篤な合併症も無視できません。周術期合併症の重篤なものとしては，脳梗塞と心タンポナーデ（心筋壁の傷害により，心囊腔内に血液が貯留し心臓を圧迫する状態）があげられます[1]。周術期脳梗塞の予防としては，術中に投与されるヘパリンによる適正な ACT（activating clotting time）の維持（300〜400秒程度），そして，術前および周術期も含めた経口抗凝固薬の適正使用が重要とされます。一方，出血性合併症の代表にはアブレーションに伴う心タンポナーデがあります。

　この出血性合併症を危惧し，アブレーションに際してワルファリンをいったん中断し，ヘパリンブリッジしてアブレーションを行う方法（interrupted warfarin）がとられていましたが，ヘパリンブリッジにもかかわらず周術期脳梗塞が周術期に1％程度も発生することが問題とされていました。その後，2014年にワルファリン継続下のアブレーションの有効性，安全性についての前向き試験（COMPARE試験）の結果が報告され[2]，ワルファリン継続下のアブレーションは周術期塞栓症，出血性合併症ともに中断＋ヘパリンブリッジ群に比して圧倒的に少ない結果でした。以後，ワルファリンについては周術期も内服継続下にアブレーションを行う方法

（uninterrupted warfarin）が一般的となっています。この背景には，アブレーション自体の手技が向上，洗練されてきていることや，さまざまな医療器具の発達も無関係ではありません。

　長年使用されてきたワルファリンと異なり，DOACはまだ登場して年数が浅い一方で，アブレーション対象の患者においてDOAC使用率の占める割合が圧倒的に高くなっていることから，DOAC使用患者におけるアブレーション周術期の抗凝固薬の取り扱いが現在大きなトピックとなっています。これは，現段階ではDOAC継続下でアブレーションを行うことの出血性合併症に対する安全性が不明で，担保されていないからです。

　DOACはその半減期の短さから，直前に中断すれば抗凝固効果が失われ，安全にアブレーションを行うことができ，術後すぐに再開すれば問題ないのではないかと思えますが，「果たして，本当にそれで安全なのか？」と言われると，この短期間の中断の是非についての明確な答えは見つかっていません。

　一方で，DOAC使用中に発生する出血性合併症に対して拮抗薬の重要性が指摘されています。ワルファリンであれば4F-PCC，ダビガトランではイダルシズマブという拮抗薬がわが国でも発売されているものの，Xa阻害薬の拮抗薬については未発売の状態です。このような状態で，DOACを継続したままアブレーションを行って大丈夫なのかどうかが議論されている状態です。現在は施設ごとに，DOAC継続（uninterrputed DOAC），あるいは術前1〜2回の投薬中断（minimally-interrputed DOAC）などで対応しているのが現状です。

　なお，2019年にDOAC継続下のアブレーションにおける安全性についての研究結果が報告されました。リバーロキサバン（VENTURE-AF試験）[3]，ダビガトラン（RE-CIRCUIT試験）[4]，アピキサバン（AXAFA-AFNET 5試験）[5]，エドキサバン（ELIMINATE-AF試験）[6]の4つの試験は，いずれもワルファリン継続例と比較して出血性合併症については同等ないし優位性を認めています。

　今後，DOACについてもワルファリンと同様に継続下でのアブレーション施行についての見解が確立していくものと思われます。

II

ケースから学ぶ！　患者背景に応じた抗凝固療法の最適化

引用文献

1)　Calkins H, et al：2017 HRS/EHRA/ECAS/APHRS/SOLAECE expert consensus statement on catheter and surgical ablation of atrial fibrillation: executive summary. Heart Rhythm, 14：e445-e494, 2017

2) Di Biase L, et al：Periprocedural stroke and bleeding complications in patients undergoing catheter ablation of atrial fibrillation with different anticoagulation management：results from the Role of Coumadin in Preventing Thromboembolism in Atrial Fibrillation（AF）Patients Undergoing Catheter Ablation（COMPARE）randomized trial. Circulation, 129：2638-2644, 2014

3) Cappato R, et al：Uninterrupted rivaroxaban vs. uninterrupted vitamin K antagonists for catheter ablation in non-valvular atrial fibrillation. Eur Heart J, 36：1805-1811, 2015

4) Calkins H, et al：Uninterrupted dabigatran versus warfarin for ablation in atrial fibrillation. N Engl J Med, 376：1627-1636, 2017

5) Kirchhof P, et al：Apixaban in patients at risk of stroke undergoing atrial fibrillation ablation. Eur Heart J, 39：2942-2955, 2018

6) Hohnloser SH, et al：Uninterrupted edoxaban vs. vitamin K antagonists for ablation of atrial fibrillation: the ELIMINATE-AF trial. Eur Heart J, 40：3013-3021, 2019

Memo

ケース 8 超高齢者

症例 持続性心房細動を発症した超高齢患者

　93歳男性（身長162cm，体重53kg）。昨年の市民検診では，心電図異常はなかったものの，今年の健診で心房細動を指摘され，精査目的で紹介受診。自覚症状はほとんどないという。心エコー検査では，左房径は52mmと拡大しているが，左室駆出率（LVEF）は59％と正常範囲。軽度の僧帽弁逆流症（僧帽弁閉鎖不全症I度）を認める。

　自立歩行は，杖歩行で可能。3年前に排尿後の意識消失発作で転倒。1年前にも同様のエピソードで頭部を強打。その3カ月後に慢性硬膜下血腫を合併し，血腫除去術を施行されている。近医で認知症疑いといわれており，改訂長谷川式簡易知能評価スケールで30点中19点。長男家族と同居。

- ●既 往 歴　慢性硬膜下血腫（除去術後），高血圧症，糖尿病，慢性腎臓病，認知症（疑い），前立腺肥大症
- ●内 服 薬　ベニジピン錠4mg　　　　1回1錠　1日1回
　　　　　　　シロドシンOD錠4mg　　　1回1錠　1日2回
　　　　　　　ネシーナ®錠25mg　　　　 1回1錠　1日1回
- ●検 査 値　血液生化学：Cr 1.9mg/dL
　　　　　　　バイタルサイン：血圧162/88mmHg，心拍数 76回/分
　　　　　　　心電図：心房細動（＋）

溝渕MD

「持続性心房細動の方で，いまのところお困りの症状は特にないみたい。心房細動が持続しているけど左房径も大きいし，今年指摘される前からときどき発作性の心房細動はあったのかもしれないね」

野崎Ph

「同居されている長男家族が患者のサポートをよくしてくれるよう
ですけど，患者本人だけでは服薬は難しいみたいですね」

患者モニタリングからリスクをチェック

　このような超高齢者の心房細動に臨床現場で遭遇した場合，抗凝固療法の
有効性よりもリスクのほうが心配ではないでしょうか。

　高齢者は，①肝機能・腎排泄能の低下による薬物代謝能の低下，②血中ア
ルブミン低下，③体内脂肪量の増加，④体内水分量の低下による分布の変化
——など，特有の生理的変化や薬物動態の変化により抗凝固薬の効果が過剰
に発現するリスクがあります。また，社会的な背景として，①ポリファーマ
シー（多剤併用），②アドヒアランスの低下，③加齢に伴うフレイル・サル
コペニア——などが，さまざまな有害事象の発症リスクとなることが知られ
ています。そのため，超高齢者では，患者側の生体要因，社会背景，サポー
ト体制などをよく考えて臨床決断を行う必要があります（p.78のCQ10を参
照）。

1. CHADS$_2$スコア，HAS-BLEDスコア

　この患者のCHADS$_2$スコアは3点（治療中の高血圧症と糖尿病，75歳以上）
で，一般的な年間の血栓塞栓症イベントの発症率は5.9％とされています。
出血リスクであるHAS-BLEDスコアは，高血圧症，出血既往，＞65歳で3点
です。腎機能は低下していますが，HAS-BLEDスコアにおける腎機能障害の
定義は，Cr 2.26mg/dL以上，移植，透析なので[1]，この患者（Cr 1.9mg/dL）
は該当しません。出血リスクは，4〜6％程度でハイリスク群となります。

2. その他のリスク

　上記の出血リスクのスコアには反映されませんが，腎機能低下は出血およ
び血栓塞栓症のいずれにおいてもリスク因子となることが報告されています[2]。

また，杖歩行，繰り返す転倒既往など，いわゆるフレイルの状態が疑われます。

 ## リスクに基づいて抗凝固療法を最適化

　超高齢者の心房細動の場合，抗凝固薬を選択する前に抗凝固療法の適否を
まず考える必要があります。また，抗凝固療法の適応があっても出血リスク
が高いとき，例えば出血リスクのスコアに反映されない腎機能低下が加わっ
たときにはどのように考えたらいいでしょうか。臨床決断の問題で，実際に
は医学上の適否で解決できないものといえるかもしれません。

1. 抗凝固療法の適否

　この患者の場合，出血性合併症を併発するリスクが高いだけでなく，不安
定な杖歩行で，過去にフレイルが原因と思われる転倒を繰り返しているため，
抗凝固療法を開始すれば，転倒や転落の際に大出血に至る可能性もあります。
また，もともと心房細動の自覚症状がないことに加えて認知症の疑いがあり，
服薬の自己管理が難しいことから，ワルファリン投与にあたってはコントロー
ルが安定するか不安が残ります。

2. 腎機能からの検討

　Cr 1.9mg/dLから導かれるこの患者のCcrは18.2mL/分で，高度の腎機能
低下があり，使用できるDOACは限られています。

　ダビガトランは適応上使用できませんし，Ccr 15mL/分以上であればXa
阻害薬は使用できるものの，いずれも減量する必要があります（リバーロキ
サバン10mg 1日1回，アピキサバン2.5mg 1日2回，エドキサバン30mg 1
日1回）。DOACのうち，アピキサバンは比較的腎機能が低くてもワルファ
リンよりも出血リスクが低いとされています（図）[3]。出血リスクに重点を置
くと，臨床試験のサブ解析からCcr 49mL/分未満ではリバーロキサバンは
ワルファリンよりも出血リスクがやや高いため，エドキサバンかアピキサバ

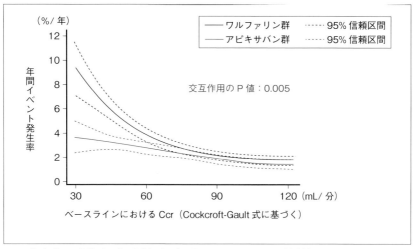

図　大出血の発生率（アピキサバンとワルファリンの比較）

〔Hohnloser SH, et al：Eur Heart J, 33：2821-2830, 2012 より〕

ンの低用量が候補として考えられます。ただ，仮にこの患者のCrが2.2mg/dL
程度に上がり，食事摂取量の減少に伴って体重が1kg低下した状態で94歳
を迎えたら，Ccr 15.1mL/分と適応範囲の限界です。

　一方，ワルファリンもCcr 30mL/分未満の高度な腎機能低下患者に対す
る有効性は不明です（p.61のCQ6を参照）。さらに，高齢者ではPT-INRの
コントロールが不安定になりやすく，投与にあたっては慎重にコントロール
する必要があります。

　以上をまとめると，フレイル疑いの93歳男性患者で，出血と血栓塞栓症
の発生リスクがともに高く，出血スコアに反映されないCcr 18mL/分程度
の高度な腎機能低下があるため，使用可能な抗凝固薬はワルファリン，アピ
キサバン，エドキサバンとなります。ただ，少しでも腎機能が悪化すると
Xa阻害薬が使えなくなるため，今後のことを考慮すると，抗凝固療法を行
う場合はワルファリンが無難といえるかもしれません。

　一方，抗凝固療法を行わない場合には，超高齢者への抗凝固療法では多く

の制限があり，あえて行わないという選択もありうることを患者やその家族に説明することで，治療経過や患者固有の状況を当事者間でシェアし，その臨床決断のプロセスを理解してもらうことが大切です。特にこの患者の場合，認知症の疑いもあるため，患者だけでなく家族の同席も必要と考えられます。また，臨床決断に至るプロセスをカルテや薬歴などに記録として残すことも重要です。

 ## 連携して患者をフォローアップ

　前述のとおり，臨床決断にあたっては，どのようなプロセスで患者固有のリスクとベネフィットを評価したかを明らかにすること，そしてそのプロセスについて当事者間でシェアできていることが大切です。また退院時には，その後の治療のためにかかりつけ医にもそのプロセスを報告する必要があります。

　ただ，こういった臨床決断は1回決めたら二度と変更できないものではなく，状況に応じて再評価し，別の選択を行うことも十分ありえます。そのため，患者やその家族にそのことを伝えておけば，安心して話し合いや臨床決断に臨むことができるでしょう。

　この患者の場合，話し合いの結果，ワルファリンの内服を患者が希望されるなら，かかりつけ医を含めた多職種で腎機能やPT-INRをきめ細かくフォローし，安全性を確保していく必要があるでしょう。

 ## 冒頭症例に対するアプローチ

 野崎Ph 「結局，先生はこの患者さんに抗凝固療法を行ったほうがいいと思います？」

 溝渕MD 「僕自身の考えは，①出血リスクが高い，②ワルファリンの高度腎機能低下例での効果が不明，③超高齢で，ワルファリンコントロー

ルが難しい――といった点を考慮して，この患者さんには『一次予防としての抗凝固療法の新規導入は積極的にはお勧めしません』とお伝えするかな…。ただ，医師の考えを先に話してしまうと，患者さんやご家族もそれになびいてしまうから，まずはメリットとデメリットをよく患者と話し合う必要があるね」

野崎Ph

「そうですね，ご家族を含めこの患者さんとの話し合いの場をもちましょう」

> **POINT！**
>
> ・「抗凝固療法をしない」という選択だって，もちろんある！
> ・でも，その臨床決断のプロセスは当事者間でシェアできていることが前提!!

●引用文献

1) Pisters R, et al : A novel user-friendly score（HAS-BLED）to assess 1-year risk of major bleeding in patients with atrial fibrillation: the Euro Heart Survey. Chest, 138 : 1093-1100, 2010

2) Olsen JB, et al : Stroke and bleeding in atrial fibrillation with chronic kidney disease. N Engl J Med, 367 : 625-635, 2012

3) Hohnloser SH, et al : Efficacy of apixaban when compared with warfarin in relation to renal function in patients with atrial fibrillation: insights from the ARISTOTLE trial. Eur Heart J, 33 : 2821-2830, 2012

特殊病態・併存症患者への抗凝固薬の使い方

ケース9 慢性腎臓病，透析の患者

症例 透析導入を予定している心房細動患者

　75歳男性（身長162cm，体重48.8kg）。心房細動に対してワルファリンによる抗凝固療法の施行中。今まで透析導入を拒否されていたが，今回尿毒症による嘔気，食欲不振で入院。今回の入院を機に透析を導入することとなった。

- ●既 往 歴　心不全，脳梗塞（治療後），高血圧症，糖尿病，慢性腎臓病
- ●内 服 薬　ワルファリン錠1mg　　　　　1回2錠　1日1回
　　　　　　　サムスカ®錠7.5mg　　　　　　1回2錠　1日1回
　　　　　　　カルベジロール錠10mg　　　　1回1錠　1日2回
　　　　　　　沈降炭酸カルシウム錠500mg　1回1錠　1日2回
　　　　　　　アジルバ®錠20mg　　　　　　 1回1錠　1日1回
　　　　　　　スピロノラクトン錠25mg　　　1回1錠　1日1回
　　　　　　　アゾセミド錠60mg　　　　　　1回1錠　1日1回
　　　　　　　トラゼンタ®錠5mg　　　　　　1回1錠　1日1回
- ●検 査 値　Na 139mol/L，K 4.3mol/L，BUN 62mg/dL，
　　　　　　　Cr 2.95mg/dL，PT-INR 1.7
- ●そ の 他　アドヒアランス 良好

野崎Ph 「この患者さんはいままで腎機能が低く，DOACは使用できなかったのでワルファリンで抗凝固療法を行ってきましたが，今後透析導入されても抗凝固療法を継続すべきでしょうか？」

溝渕MD 「確かに透析患者では，ヘパリンの影響でワルファリンの作用が増強されるおそれがあるからね。この患者さんに対する抗凝固療法の

リスクとベネフィットをもう一度評価してみよう」

 ## 患者モニタリングからリスクをチェック

1. CHADS₂スコア

この患者のCHADS₂スコアは6点（心不全，高血圧症，75歳以上，糖尿病，脳梗塞既往）であり，年間の血栓塞栓症の発症リスクは18.2％となります。CHADS₂スコアは最高点であり，リスクの高い症例といえます。

2. 出血リスク

出血リスクの評価に用いられるHAS-BLED スコアでは，維持透析や腎移植例，血清 Cr 2.26mg/dL 以上が腎機能障害と定義されているので，透析も考慮されています。ただし，このスコアはもともと海外のデータに基づいて作成されているため，この患者にそのまま用いるには注意が必要です。

しかし，HAS-BLEDスコアの各因子を考慮することは重要であり，この患者は出血の既往はなく，抗血小板薬の併用もしていません。

 ## リスクに基づいて抗凝固療法を最適化

現時点で，心房細動を合併した透析患者に対する抗凝固療法の有効性はよくわかっていません。日本透析医学会の『血液透析患者における心血管合併症の評価と治療に関するガイドライン』では，透析患者へのワルファリンの投与は原則禁忌ですが，有益性が判断される場合は出血リスクを考慮して投与可能となっています[1]。

また，わが国の心房細動ガイドラインにおいて，70歳以上の患者へのワルファリンによる治療はPT-INR 1.6〜2.6での管理が推奨されていますが，透析患者ではPT-INR 2.0未満での管理が推奨されています[2]。

連携して患者をフォローアップ

　心房細動を合併した透析患者のワルファリンコントロールは，前述のとおりPT-INR 2.0未満が推奨されているため，さらに治療域が狭くなり良好なTTRを維持することが困難となります。そのため，TTR向上のためにはこまめなPT-INRのモニタリングが求められるとともに，良好なTTRを維持するためには患者のアドヒアランスも重要です。

　服薬指導を通して，患者のアドヒアランスが良好かどうか，また普段の生活のなかで薬剤管理を支援してくれる者はいるのかといったことを評価している薬局の薬剤師などと連携し，より良好なTTRを目指すことが大切です。

冒頭症例に対するアプローチ

溝渕MD

「この患者さんのアドヒアランスはどう？」

野崎Ph

「アドヒアランスは良好で，お薬のことをよく理解されています。これまでPT-INRのコントロールも良好でしたよね」

溝渕MD

「そうだね。抗凝固療法のリスクとベネフィットを考慮すると，この患者さんはワルファリンによる抗凝固療法を継続して目標のPT-INRは低めの1.6〜2.0に設定しようと思うけど，どうだろう？」

野崎Ph

「そうしましょう。現在のPT-INRは1.7なので，ワルファリンは現行の用量継続で問題なさそうですね。透析患者はPT-INRのコントロールが難しいので，いままで以上にこまめなモニタリングが必要ですね」

溝渕MD

「こまめなモニタリングと，定期的に抗凝固療法の必要性を再検討することが大事だね」

POINT !

・心房細動を合併した透析患者に対して抗凝固療法を行うべきかどうかは現時点では明確な答えがなく，血栓塞栓症と出血のリスクを個別に評価して慎重に判断する
・ワルファリンの治療域がさらに狭くなるため，よりこまめなモニタリングが重要

●引用文献
1) 日本透析医学会：血液透析患者における心血管合併症の評価と治療に関するガイドライン．日本透析医学会雑誌，44：337-425，2011
2) 日本循環器学会，他：心房細動治療（薬物）ガイドライン（2013年改訂版）．2013

ケース 10 心不全患者

症例 心房細動を発症した左室内血栓合併疑いの虚血性心筋症患者

　77歳男性（身長171cm，体重61kg）。1カ月前に急性心筋梗塞を発症し，当院循環器内科に緊急入院。心臓カテーテル検査の結果，左冠動脈前下行枝（LAD）♯6の100％閉塞を認め（図1），緊急で経皮的冠動脈インターベンション（PCI）を施行。閉塞部位（責任病変）であるLAD♯6に，第二世代薬剤溶出性ステントが留置されている。

　その後の検査では，ステント留置部位を含め冠動脈には狭窄や閉塞もなく経過されているが，広範囲の心筋梗塞の後遺症として，左心室の収縮力が著しく低下し〔左室駆出率（LVEF）37％〕，回復が得られない状態（虚血性心筋症）が続いている。

　退院後の初回外来で今回来院されたが，心電図では入院中に確認されなかった心房細動を認め，心エコー検査では心機能低下以外に，左室心尖部に血栓の付着が疑われる所見を認めた。

- ●既 往 歴　PCI後〔LAD#6 100％閉塞→第二世代薬剤溶出性ステント留置後〕，糖尿病，高血圧症
- ●内 服 薬　アスピリン腸溶錠100mg　　1回1錠　1日1回
　　　　　　クロピドグレル錠75mg　　　1回1錠　1日1回
　　　　　　エナラプリル錠5mg　　　　　1回1錠　1日1回
　　　　　　スピロノラクトン錠25mg　　1回1錠　1日1回
　　　　　　ビソプロロール錠5mg　　　　1回1錠　1日1回
　　　　　　ジャヌビア®錠50mg　　　　　1回1錠　1日1回
　　　　　　メトホルミン錠500mg　　　　1回2錠　1日2回
- ●検 査 値　血液生化学：Hb 11.7g/dL，Cr 1.2mg/dL
　　　　　　心電図：心房細動（＋），R波増高不良®（前壁誘導）

心エコー図：左室壁運動 前壁中隔のakinesis（無収縮），心尖部～中隔に血栓付着疑い，LVEF 37％（僧帽弁閉鎖不全症I度），左房拡大（＋）
- その他　アドヒアランス 良好

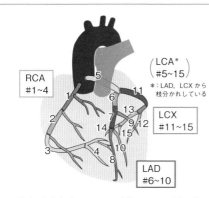

分類		対応する部位
下壁領域	#1	右冠動脈（近位部）
	#2	右冠動脈（中央部）
	#3	右冠動脈（遠位部）
	#4AV	房室結節枝（2手に分岐した上部）
	#4PD	後下行枝（2手に分岐した下部）
前壁領域	#5	左冠動脈主管部
	#6	左冠動脈前下行枝（近位部）
	#7	左冠動脈前下行枝（中央部）
	#8	左冠動脈前下行枝（遠位部）
	#9	第一対角枝
	#10	第二対角枝
側壁・後壁領域	#11	左冠動脈回旋枝（近位部）
	#12	鈍縁枝
	#13	左冠動脈回旋枝（遠位部）
	#14	後側壁枝
	#15	後下行枝

・冠動脈は大動脈の根元から2つに分岐しており，心臓の右側に向かって分岐した動脈を右冠動脈，左側に分岐した冠動脈を左冠動脈とよぶ。左冠動脈は，さらに前下行枝と回旋枝の2つに分岐する
・AHAの冠動脈分類では，右冠動脈（RCA）は#1～4（4AV，4PD），左冠動脈は#5～15の区域ごとに分類されている。なお，左冠動脈の前下行枝（LAD）は#6～10，回旋枝（LCX）は#11～15に分類される

図1　米国心臓協会（AHA）の冠動脈分類

溝渕MD

「先日退院したばかりの患者さん（広範囲な前壁中隔の心筋梗塞後）で，先月緊急PCIを行って冠血行を再建したんだけど心機能が低下したままでね。今日でちょうど術後1カ月が経過して退院後の初診で受診されたんだけれど，入院中にはなかった心房細動と，左室内血栓が心エコー検査で見つかったんだ。心機能も低下しているし，心不全が増悪しているので再入院してもらうことにしたよ」

---

❶：心電図のR波は胸の左側の電極で記録したほうが胸の真ん中付近の電極で記録したものよりも大きくなるのが普通だが，この大きさがほとんど変わらない場合をいう。前壁中隔の心筋梗塞や肺気腫，心筋症のほか，やせ型の方にもよくみられる

野崎Ph

「左室内血栓ですか…。心房細動も併発しているし，抗凝固療法を考えないといけませんね」

患者モニタリングからリスクをチェック

　急性心筋梗塞は致死率の高い疾患ですが，緊急治療として行われるPCIにより救命率は飛躍的に改善し，心機能を大きく損なうことなく回復することも十分可能です。しかしながら，適切な治療にもかかわらず十分な心機能の回復がみられず，慢性心不全の状態に移行してしまうケースもあります。この患者は，冠動脈は血行再建されているものの，心筋壊死が広範囲となり1カ月経過した現在でも心臓の収縮力の指標であるLVEFは37%（正常は60%以上）と大きく低下しています。このLVEFが40%を下回る状態が続くことを「収縮機能の低下した慢性心不全〔heart failure with reduced ejection fraction；HFrEF（ヘフレフ）〕」とよびます。一般的に，LVEFが40%以下になると日常の生活動作レベルでも息切れや倦怠感が出現することが多く，心室細動などの致死性不整脈による心臓性突然死のリスクが高くなるといわれています。

　また，このような左室機能低下例では心筋壁運動の低下により心腔内の血液がうっ滞し，壁在血栓を形成することがあります。心筋梗塞後の左室内血栓は，ほとんどがLADを責任病変とする心筋梗塞後にみられ，心原性脳塞栓症のリスクとなるため抗凝固療法が推奨されています。現状，DOACにその適応がないため，ワルファリンでPT-INR 2.0前後を維持することが推奨されています[1]。

1．CHADS$_2$スコア

　心房細動に関しては，血栓塞栓症リスクの指標となるCHADS$_2$スコアは少なくとも4点（75歳以上，高血圧症，糖尿病，心不全）で，年間の血栓塞栓症の発生率は8.5%です。

2. HAS-BLEDスコア

　HAS-BLEDスコアによる出血リスクは，高血圧症，抗血小板薬の使用，>65歳 で3点 で す。Cr 1.2mg/dLか ら 導 か れ る こ の 患 者 のCcrは，Cockcroft-Gault式で44.5mL/分と軽度の腎機能低下はありますが，HAS-BLEDスコアでの腎機能低下の定義はCr 2.26mg/dL以上，移植，透析とされていますので，この患者は該当しません。よって，年間の出血発生率は4〜6%程度と推定されます。

3. 心筋梗塞による血栓塞栓症リスク

　心筋梗塞後に発症する急性期脳卒中の発生率はおよそ1%前後ですが，その死亡率は40%近くに及ぶとされます。心房細動のほか，左室内血栓がその重要な因子で，LVEFの低下例，Killip分類❺Ⅲ群〔重症心不全（肺水腫，ラ音聴取領域が全肺野の50%以上)〕，Ⅳ群〔心原性ショック（収縮期血圧90mmHg未満，尿量減少，チアノーゼ，冷たく湿った皮膚，意識障害を伴う)〕の例で多いとされます[1]。

💧 リスクに基づいて抗凝固療法を最適化

　この患者は，入院中にはなかった心房細動と左室内血栓の併発が認められます。心不全が増悪傾向で点滴加療が必要であることから，ヘパリン持続投与による抗凝固療法を開始し，そのうえで経口抗凝固薬への移行を検討する必要があります。

　PCI後1カ月というタイミングで抗血小板薬2剤併用（DAPT）中であるため，このまま経口抗凝固薬を加えると，合計3剤併用（トリプルセラピー）となります。現在発表されているエキスパートコンセンサスでは，トリプルセラピーは出血リスクが高い治療であり，PCI後早期の抗血小板薬1剤

❺：他覚的指標として身体所見を用いた急性心筋梗塞の重症度評価

（SAPT）への減薬と抗凝固薬によるダブルセラピーへの移行が推奨されています[2), 3)]。

　また，トリプルセラピーは基本的にPCI後周術期のみに限局することが推奨されていますが，急性心筋梗塞などの急性冠症候群（ACS）や冠動脈近位部病変などの血栓塞栓症のハイリスク例については個別にリスクを考慮し，トリプルセラピーの期間を判断することが求められています（p.99のCQ17を参照）。

連携して患者をフォローアップ

1. DAPT中止の適否

　一般的にACS（急性心筋梗塞，不安定狭心症）に対するPCIは，待機的に施行されたPCIに比べ，術後の急性冠閉塞（PCIを行った部位で血栓などが形成され，術後早期に閉塞する合併症）の発生リスクが高いとされます。また，PCI後のステント内血栓症による急性冠閉塞は致死率が高く，何としても避けたい合併症の一つです。

　PCIを施行した医師はACSに対するステント留置後で，治療部位も冠動脈の根元に近いLAD近位部であることなどから，万一の急性冠閉塞発生に際しては，致死的な転帰をたどる可能性が高いと判断し，術後早期（1カ月程度）でのSAPTへの減薬は好ましくないという意見でした。

2. 併用期間の設定

　この患者は心房細動を併発していることから，ワルファリンは今後長期にわたって使用する必要があり，ひとまず術後3カ月目まではDAPT＋経口抗凝固薬のトリプルセラピーを施行し，以後はクロピドグレル＋ワルファリンのダブルセラピーとすることを提案しました。

　エキスパートコンセンサスでも提唱されている12カ月以降の抗血小板薬中止（経口抗凝固薬の単剤治療）の適否については，8カ月後に予定してい

るPCI後の再狭窄を確認するためのフォローアップ冠動脈造影の結果をみて、改めて判断することとしました。

冒頭症例に対するアプローチ

野崎Ph
「心房細動＋左室内血栓なので血栓塞栓症のリスクが高いと思うんですが、PT-INRの目標値は高めに設定したほうがいいんでしょうか？」

溝渕MD
「最近、国内から心筋梗塞に合併した左室内血栓例を対象とした研究結果が発表されたけど、血栓塞栓症イベントはTTR 50％未満で増えるとされている[4]ので（図2）、血栓塞栓症の予防のためには至適PT-INRで維持することが重要なんだろうね。PT-INRを高めに設定したら血栓が溶けるという保証もないし、個人的には、PT-INRは出血や血栓塞栓症を引き起こさないようにするための安全性

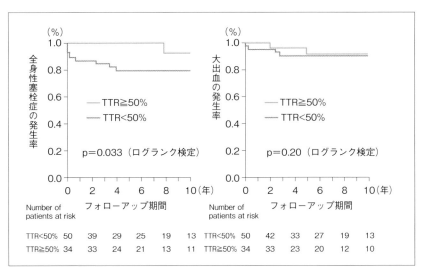

図2　TTRによって層別化された全身性塞栓症/大出血の発生率（カプランマイヤー分析）

〔Maniwa M, et al：Eur Heart J, 39：201-208, 2018より〕

の指標と考えていて，積極的に血栓を溶かすことを目指す血栓溶解療法とはとらえていないんだ。DAPT併用のトリプルセラピーになることを考えると，結局PT-INR 2.0前後を目指して出血に注意しながらフォローするしかないんじゃないかな」

野崎Ph 「抗血小板薬と抗凝固薬の併用療法は，まだその方法が確立していなくて，エキスパートコンセンサスを踏まえて最適と思われる方法を現場でそのつど判断するしかないんですね」

POINT！

・抗凝固薬＋抗血小板薬併用（ダブル・トリプルセラピー）は出血リスクを高める
・抗凝固薬と抗血小板薬を併用せざるをえない場合は，抗血小板薬の使用を最小限として抗凝固薬を継続する方向性を検討する

●引用文献
1）　日本循環器学会，他：急性冠症候群診療ガイドライン（2018年度改訂版）. 2019
2）　Angiollilo DJ, et al：Antithrombotic therapy in patients with atrial fibrillation treated with oral anticoagulation undergoing percutaneous coronary intervention: a North American perspective—2018 update. Circulation, 138：527-536, 2018
3）　Steffel J, et al：The 2018 European Heart Rhythm Association Practical Guide on the use of non-vitamin K antagonist oral anticoagulants in patients with atrial fibrillation. Eur Heart J, 39：1330-1393, 2018
4）　Maniwa M, et al：Anticoagulation combined with antiplatelet therapy in patients with left ventricular thrombus after first acute myocardial infarction. Eur Heart J, 39：201-208, 2018

心房細動のない慢性心不全に血栓塞栓症の予防は必要か？

慢性心不全では，心機能低下や心腔拡大に伴い，血流の変化や凝固線溶系の異常，血管壁性状の変化を来し，いわゆるVirchowの3徴とよばれる血栓が形成されやすい環境となっています。心不全患者の脳卒中の発生頻度は1.3〜3.5％/年と報告されています[1]が，このなかには心房細動を合併しているケースも多く含まれており，心房細動を合併しない純粋な慢性心不全患者の脳卒中の発生頻度は不明です。また，左室駆出率（LVEF）の低下が，心房細動と独立した脳卒中発生のリスク因子とする報告はあるものの，このような心房細動のない慢性心不全患者に対する抗凝固療法の必要性を示した，確立したエビデンスは乏しいのが実情です。

洞調律の心不全患者に対する抗凝固療法の血栓塞栓症の予防効果をみたランダム化比較試験には，ワルファリンを用いたWASH試験[2]，WATCH試験[3]，HELAS試験[4]などがありますが，いずれの試験でも血栓塞栓症の予防効果は確認できていません[5]。また，2018年には心房細動のない，冠動脈疾患を有する慢性心不全患者に対するリバーロキサバンの効果を検証したCOMMANDER HF試験[6]が発表されましたが，プラセボと比較しても有効性は証明されませんでした。よって，左室機能が低下した心房細動のない心不全患者に対する脳卒中予防のための抗凝固療法あるいは抗血小板療法をどうすべきかは，専門家の間でもコンセンサスが得られておらず，個別の事情を勘案して投与することが多いと思われます。

なお，慢性心不全のうち心室壁運動異常（P.174のケース⑩のような心筋梗塞後の場合など）を有する場合は，血栓形成を来しやすいとされます[6]。特に心筋梗塞後の患者に左室内血栓が確認される，あるいは左室の広範な無収縮が認められる場合には，抗血小板薬の投与とともに，PT-INRを2.0前後に維持することを目標にワルファリン投与を行うべきとされています[7]。

引用文献

1) Pullicino PM, et al : Stroke in patients with heart failure and reduced left ventricular ejection fraction. Neurology, 54 : 288-294, 2000
2) Cleland JG, et al : The warfarin/aspirin study in heart failure（WASH）: a randomized trial comparing antithrombotic strategies for patients with heart failure. Am Heart J, 148 : 157-164, 2004

3) Massie BM, et al ; WATCH trial investigators : Randomized trial of warfarin, aspirin, and clopidogrel in patients with chronic heart failure: the warfarin and antiplatelet therapy in chronic heart failure（WATCH）trial. Circulation, 119 : 1616-1624, 2009

4) Cokkinos DV, et al ; HELAS investigators : Efficacy of antithrombotic therapy in chronic heart failure: the HELAS study. Eur J Heart Fail, 8 : 428-432, 2006

5) 日本循環器学会，他：心筋症診療ガイドライン（2018年改訂版）．2019

6) Zannad F, et al : Rivaroxaban in patients with heart failure, sinus rhythm, and coronary disease. N Engl J Med, 379 : 1332-1342, 2018

7) 日本循環器学会，他：急性冠症候群診療ガイドライン（2018年度改訂版）．2019

Memo

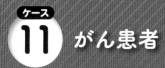

ケース 11 がん患者

症例　肺がん術後に心房細動を新規発症した患者

　65歳男性（168cm，61kg）。非小細胞肺がん（Stage Ⅱ）胸腔鏡下左肺上葉切除後（完全切除）の患者。術前には心房細動の指摘なし。術後より一過性の心房細動が出現するようになり，やがて持続性へと移行。今後の抗凝固療法の必要性や対応について，呼吸器外科より紹介となる。

- ● 既 往 歴　高血圧症
- ● 内 服 薬　アムロジピン錠5mg　　　　　1回1錠　1日1回
- ● 貼 付 剤　ビソプロロールテープ剤8mg　1回1枚　1日1回
- ● 検 査 値　血液生化学：Hb 11.5g/dL, Cr 0.8mg/dL, PLT 170,000/mL
  　　　　　　バイタルサイン：血圧145/92mmHg，心拍数142回/分（心房細動）
  　　　　　　心電図：心房細動（＋），非特異的ST変化
  　　　　　　心エコー図：左室壁運動 異常なし，左室駆出率56%（僧帽弁閉鎖不全症Ⅰ度），軽度左房拡大（＋）
- ● そ の 他　アドヒアランス 良好

野崎Ph　「肺がんの術後化学療法中に心房細動が見つかった患者さんですね。動悸が強いみたいですけど，どうしますか？　非小細胞肺がんの完全切除例で，現在シスプラチン併用の化学療法を行っています」

溝渕MD　「ビソプロロールの貼付剤でレートコントロールしたら，少し症状は落ち着いたみたい。問題は抗凝固療法をどうするかだね…」

野崎Ph　「肺がんの術後患者って，わりと心房細動が多い印象があるんですけど…。がんと心房細動って関係あるんですかね？」

患者モニタリングからリスクをチェック

　心疾患とがんは，それぞれ共通のリスク因子を有することや加齢により罹患率が増加することから，両者が並存することは十分にありうることです。

　心疾患のうち，心房細動の発症機序としては，①がん自体，②手術に伴う炎症反応，③痛みや心理的なストレス，④低酸素状態，⑤急性期の代謝・電解質異常——などが関与しているといわれていますが（**図1**），病態生理についてはまだよくわからないところもあるようです[1]。この患者のような肺がんの手術では，①肺静脈の切除による直接的な循環動態への影響，②心房細動を引き起こす異常な電気的興奮の発生源となる肺静脈周囲の心房筋に対する何らかのストレス——が生じ，心房細動を引き起こしやすくする可能性が考えられます。

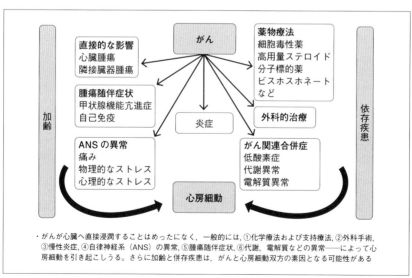

・がんが心臓へ直接浸潤することはめったになく，一般的には，①化学療法および支持療法，②外科手術，③慢性炎症，④自律神経系（ANS）の異常，⑤腫瘍随伴症状，⑥代謝，電解質などの異常——によって心房細動を引き起こしうる。さらに加齢と併存疾患は，がん心房細動双方の素因となる可能性がある

図1　がんと心房細動を関連づける潜在的な病因メカニズム（概観）
〔Farmakis D, et al：J Am Coll Cardiol, 63：945-953, 2014より〕

1. CHADS₂スコア，CHA₂DS₂-VAScスコア

この患者の場合，血栓塞栓症リスクの指標となるCHADS₂スコアは1点（高血圧症）で，年間の血栓塞栓症発生率は2.8％です。

また，Farmarkisらはがん患者の血栓塞栓症リスクについてはCHA₂DS₂-VAScでの評価を提唱しており[1]，この患者のCHA₂DS₂-VAScスコアは65歳以上と高血圧症で，2点となります。

2. HAS-BLEDスコア

この患者のHAS-BLEDスコアによる出血リスクは，高血圧症で1点です。

3. がんによるリスク

近年，"Onco-Cardiology（腫瘍循環器学）"という概念が提唱されています。そして現在，がんや抗がん薬治療により心疾患のリスクが高まることを背景に，化学療法や分子標的薬の心血管毒性による循環器系疾患を診療科横断的に対応することが求められるようになっています。

がん患者では前血栓（過凝固）状態を来すだけでなく，出血リスクもあり，一般人口におけるリスクアセスメントスコアのみで抗凝固療法を決定すべきではないと考えられています[2]。

（1）抗がん薬のリスク

心不全などの心機能低下をもたらす抗がん薬としては，アンスラサイクリン系抗がん薬やトラスツズマブなどが有名です。

この患者に使用されているプラチナ製剤（シスプラチン）は心毒性に関わる直接的な報告はないものの，血栓塞栓症を引き起こしやすいことが知られており，血小板機能やフォン・ヴィレブランド因子の活性化作用により血管内皮が障害され，血栓形成を来しやすいことが報告されています[3]。

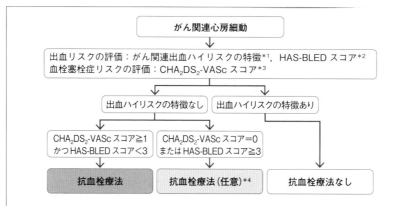

```
┌─────────────────────────────┐
│      がん関連心房細動         │
└─────────────────────────────┘
              ↓
┌───────────────────────────────────────────────────────────┐
│ 出血リスクの評価：がん関連出血ハイリスクの特徴*1，HAS-BLED スコア*2 │
│ 血栓塞栓症リスクの評価：CHA₂DS₂-VASc スコア*3                      │
└───────────────────────────────────────────────────────────┘
         ↓                          ↓
┌──────────────────┐      ┌──────────────────┐
│ 出血ハイリスクの特徴なし │      │ 出血ハイリスクの特徴あり │
└──────────────────┘      └──────────────────┘
     ↓          ↓                      ↓
┌──────────────┐┌──────────────┐
│CHA₂DS₂-VASc   ││CHA₂DS₂-VASc   │
│スコア≧1      ││スコア=0      │
│かつHAS-BLED   ││またはHAS-BLED │
│スコア<3      ││スコア≧3      │
└──────────────┘└──────────────┘
┌──────────────┐┌──────────────┐ ┌──────────────┐
│  抗血栓療法   ││ 抗血栓療法(任意)*4│ │ 抗血栓療法なし │
└──────────────┘└──────────────┘ └──────────────┘
```

*1：頭蓋内腫瘍，凝固異常を伴う血液悪性腫瘍，がん治療による血小板減少症，重度の転移性肝疾患など
*2：高血圧，腎・肝機能異常，脳卒中，出血歴または素因，不安定な国際標準比，高齢者，薬物／アルコール併用
*3：うっ血性心不全／左室収縮機能障害，高血圧，75歳以上（2点），糖尿病，脳卒中（2点），冠動脈疾患，65〜74歳，女性
*4：抗血栓療法は，ある種のがん（例：膵臓がん，卵巣がん，肺がん，原発性肝がん）またはがん治療（例：シスプラチン，ゲムシタビン，5-FU，エリスロポエチン，G-CSF製剤）に関連する血栓塞栓症リスクが高いと考えられる

図2　がん関連心房細動における抗血栓療法のアルゴリズム

〔Farmakis D, et al : J Am Coll Cardiol, 63 : 945-953, 2014より〕

（2）がん自体のリスク

　がんは，血栓塞栓症リスクだけでなく出血リスクもあることが指摘されています[2]。がん関連出血リスクを考慮する際には，①頭蓋内腫瘍，②凝固異常を伴う血液悪性腫瘍，③がん治療による血小板減少症，④重度の転移性肝疾患——などの所見をチェックする必要があると指摘されています（**図2**）[1]。

　以上を踏まえると，この患者はHAS-BLEDスコア低値で，がん関連出血リスクとなる所見はなく，現段階で出血リスクはあまり高くないようです。一方，CHADS₂スコア1点の血栓塞栓症リスクがあり，肺がんという悪性腫瘍の存在，さらに血栓塞栓症リスクが報告されているプラチナ製剤（シスプラチン）の使用状況を踏まえ，抗凝固療法を開始することにしました。

リスクに基づいて抗凝固療法を最適化

　抗凝固薬を開始するにあたっては，併用薬との相互作用や薬物代謝に関連する異常がないかチェックすることが重要です。

1. ワルファリンと抗がん薬/抗菌薬の薬物相互作用

　代謝酵素CYP2C9に影響する抗がん薬とワルファリンの併用は作用増強/低下の報告があり，注意が必要です。

　例えば，大腸がん，胃がん，非小細胞肺がん，膵がん，乳がんなどで使用されるS-1（テガフール・ギメラシル・オテラシルカリウム配合剤）は，代謝されると5-FU（フルオロウラシル）が産生され，これがCYP2C9を抑制するためにワルファリンの作用が増強されることが報告されています[4]。また，機序不明ながらタモキシフェン，イマチニブ，ゲフィチニブなどでも相互作用によるPT-INR延長の報告があり，これらの薬剤を併用している場合はワルファリンの適正使用情報[5]などを参照するなど注意が必要です。

　その他，併用されることの多い抗菌薬でも作用増強を来すおそれがあります。

2. DOACと抗がん薬の薬物相互作用

　DOACに関する相互作用の報告はあまり多くはありません。代謝経路が複数あることや，生物学的利用率が高く，肝臓でのCYPを介した代謝を必要としないことが大きいと思われます。

連携して患者をフォローアップ

1. がん患者における抗凝固療法のポイント

　がん患者が抗凝固療法を必要とする病態として，心房細動を合併する場合以外には，がんに関連した深部静脈血栓症（DVT）が代表的です。心房細

動も，DVTも放置することはできない疾患ですが，患者にとってはあくまでがんが主病態であり，その治療とのバランスをとることを意識する必要があります。

　今後手術を控えているがん患者に抗凝固療法が必要になる場合は，手術による出血性合併症のリスクを考慮し，担当診療科とコミュニケーションをとりながら，最適な薬剤選択を考えなければいけません。経口抗凝固薬だけではなく，場合によってはヘパリンブリッジを考慮することもあるでしょう（CQ12〜14を参照）。

　また，相互作用や，がんの病態に由来する出血リスクが高い場合など，抗凝固療法の長期使用に弊害があるようなケースでは，抗凝固療法を回避するための非薬物療法も含めた検討を行うこともあります。心房細動の場合はカテーテルアブレーション，あるいは経皮的左心耳閉鎖デバイス❶の植え込みが考えられますが，これらの治療の適否は実際にこのような治療を手がけている循環器専門医による検討が必要不可欠です。

　一方，がんに併発しやすいDVTでは，肺血栓塞栓症（PTE）に至るリスクの高い大腿静脈や下大静脈内に血栓がすでに形成された状態でコンサルテーションされるケースもまれではありません。このような場合は，致死的な転帰をたどるPTEを回避するために，心臓に流入する手前の下大静脈内で血栓を捕捉するための下大静脈フィルター留置が必要になることもあります。

　このようにがんに関連した抗凝固療法の適否は，担当診療科の医師とのディスカッションや連携により，抗凝固療法や非薬物療法の適否を個別最適化する必要があります。

2．症例におけるフォローアップのポイント

　この患者の心エコー検査では左心房の軽度拡大が認められていますが，こ

---

❶：心房細動による血栓が好発する左心耳を閉鎖することにより血栓塞栓症を予防する治療法

のような心房や心室の拡大（リモデリング）は，何らかの負荷（この場合は高血圧症，心房細動，あるいは肺血管切除に伴う循環動態の変化など）が一定期間かかっていた可能性が高いと考えられます。リモデリングした心房では，心房細動が発生・維持されやすいため，今後再発を来す可能性は高いと思われます。

　また，先に述べたように，シスプラチンは血栓形成のリスクとなることもあり，今後も血栓塞栓症リスクに応じた抗凝固薬の長期使用は必要と考えます。この患者において，今後使用されるシスプラチンは，ワルファリン，DOACいずれも相互作用の報告はみられず，これはシスプラチンが尿中排泄であり，相互作用が起こりにくいためだと思われます。ただし，プラチナ製剤による化学療法は腎機能障害を引き起こすリスクがあり，腎機能のモニタリングは必要です。

冒頭症例に対するアプローチ

溝渕MD

「この患者さんは，ワルファリン，DOACのいずれも使用できるけど，抗菌薬の使用や摂食不良などで今後PT-INRが大きく変動するリスクはありそうだね」

野崎Ph

「腎機能やアドヒアランスには問題なく，DOACのほうが安定した効果が期待できそうですね。1日1回という患者さんの希望も考慮し，エドキサバンでどうでしょうか。体重は60kg以上なので60mgで開始してもらいますね」

POINT！

・がん患者の抗凝固療法では，CHADS$_2$スコアとHAS-BLEDスコアだけではなく，がんの病態，治療状況を考慮する！
・ワルファリンの代謝に影響する薬剤に注意！

●引用文献

1) Farmakis D, et al : Insights into onco-cardiology: atrial fibrillation in cancer. J Am Coll Cardiol, 63 : 945-953, 2014

2) Zamorano JL, et al : 2016 ESC Position Paper on cancer treatments and cardiovascular toxicity developed under the auspices of the ESC Committee for Practice Guidelines: The Task Force for cancer treatments and cardiovascular toxicity of the European Society of Cardiology (ESC). Eur Heart J, 37 : 2768-2801, 2016

3) Licciardello JT, et al : Elevated plasma von Willebrand factor levels and arterial occlusive complications associated with cisplatin-based chemotherapy. Oncology, 42 : 296-300, 1985

4) 山本香織, 他 : S-1およびワルファリンを併用した患者におけるプロトロンビン時間の変動. 癌と化学療法, 43 : 65-68, 2016

5) 青﨑正彦, 他・監 : Warfarin適正使用情報 第3版 (更新第9版). エーザイ株式会社, 2019

ケース12 抗結核薬服用患者

症例 **ワルファリン服用中に結核を発症した肺血栓塞栓症既往の患者**

　77歳男性（身長165cm，体重65.8kg）。1年前に肺血栓塞栓症を発症して以来，ワルファリン服用中。2週間前に風邪症状を感じかかりつけ医を受診し，内服治療にて症状はいったん落ち着いた。しかし，咳のみが続いたため再度受診し，検査結果から結核の診断となり，外来にて内服治療となった。

- **既 往 歴** 肺血栓塞栓症，高血圧症，脂質異常症
- **内 服 薬**
ワルファリン錠1mg	1回3錠	1日1回
アムロジピン錠5mg	1回1錠	1日1回
ピタバスタチン錠2mg	1回1錠	1日1回
リファンピシンカプセル150mg	1回3カプセル	1日1回
イスコチン®錠100mg	1回3錠	1日1回
ピラマイド®原末	1回1.5g	1日1回
エブトール®錠250mg	1回4錠	1日1回
- **検 査 値** TbPCR法[a]陽性，喀痰塗抹ガフキー[b]3回陰性，QFT[c]陽性，BUN 17mg/dL，Cr 1.1mg/dL，PT-INR 2.1
- **そ の 他** アドヒアランス 良好

※リファンピシン，イスコチン®，ピラマイド®，エブトール®は結核の診断後から追加

- [a]：結核菌の核酸を増殖し，菌の存在を認識する検査
- [b]：抗酸菌塗抹検査（ガフキー号数）。抗酸菌塗抹検査（鏡検）における検出菌数を検出する検査で，検出菌数が増えるとガフキー号数も増えて感染の危険性が増す
- [c]：クォンティフェロンTbゴールド。結核に特異的なタンパク抗原が末梢リンパ球を刺激した際に放出されるインターフェロン-γを測定する感度・特異度ともに高い検査

野崎Ph

「これまでのワルファリンコントロールは安定していたみたいです が，抗結核薬が始まるとコントロールが難しくなりそうです」

溝渕MD

「そうだね。ワルファリンとそれぞれの抗結核薬との相互作用はど うだったっけ？」

患者モニタリングからリスクをチェック

　入院時および過去の PT-INR が安定していることから，この患者のアドヒアランスが良好に維持されていたことがわかります。特に問題がなければ，今までどおりワルファリンを継続していくことに問題はないでしょう。

　しかし，結核を発症したことにより状況は変わりました。抗凝固療法を進めていくうえで注意しておかなければならないことは，①結核に伴う呼吸状態の悪化，②結核治療によるワルファリンへの影響——の大きく分けて２つです。

1．結核に伴う呼吸状態の悪化

　肺血栓塞栓症（PTE）の状況次第で，結核により呼吸状態がより悪化する可能性があります。患者の PTE の現状と呼吸への影響を調べておく必要があるでしょう。

2．結核治療によるワルファリンへの影響

　結核の治療が始まることにより，ワルファリンにどのような影響を及ぼすのか考慮する必要があります。結核という疾患と抗結核薬による血液凝固能への影響を調べておくことが大切です。

リスクに基づいて抗凝固療法を最適化

1. 抗結核薬とワルファリンの相互作用

(1) リファンピシン

リファンピシンはワルファリンの作用を減弱することがあるので，併用する場合には血液凝固能の変動に十分注意しながら投与する必要があります。リファンピシンによる CYP の誘導によって，ワルファリンの R 体，S 体両者の代謝が促進し，抗凝固作用が減弱します。

(2) イソニアジド

イソニアジドはワルファリンの作用を増強することがあるので，併用する場合には血液凝固能の変動に十分注意しながら投与する必要があります。イソニアジドによるワルファリンの CYP 阻害によって，血中濃度が上昇すると考えられています。

(3) 併用薬の影響度合い

ワルファリンは S 体と R 体が約 50％ずつ含まれ，抗凝固作用については R 体よりも S 体のほうが 3 ～ 5 倍大きいとされています。S 体は CYP2C9 で代謝される一方，R 体は CYP2C19，CYP1A2，CYP3A4 で代謝されます。

抗結核薬では，リファンピシンは CYP2C9 に作用しますが，イソニアジドは作用しません。また，リファンピシンとイソニアジドの併用患者にワルファリンを投与した先行研究では，併用を開始して 5 ～ 10 日後に効果が極端に減弱すると報告されています[1]。

そのため，この患者はワルファリンの効果を減弱するリファンピシンと，逆に効果を増強するイソニアジドの両剤とも服用していますが，リファンピシンの影響だけを考慮してワルファリンコントロールをしてもよい可能性があります。

2. 結核と静脈血栓塞栓症の合併頻度

結核と深部静脈血栓症，PTE などの静脈血栓塞栓症との合併頻度は，0.6 ～

3.4% と報告されています[2]。また，症状のないものを含めると約 10% にもなるので，すでに PTE の既往がある場合はさらなる注意が必要です。

3. ワルファリンから DOAC への切り替え

　ダビガトランとアピキサバンが PT-INR 2.0 未満，リバーロキサバンとエドキサバンが目標治療域の下限以下になった時点で，それぞれを開始することが推奨されています。この患者の場合，抗結核薬との相互作用や病態のことを考えると，結核と診断された翌日からワルファリンを DOAC に切り替えてよいでしょう。

 ## 連携して患者をフォローアップ

　今回のケースのように，事前にワルファリンの効果に影響を及ぼすことが明らかな場合は，こまめにモニタリングを行うことによってフォローできる可能性があります。その場合は，PT-INR が安定するまでは医師と相談して採血や，細やかなフォローをするとよいでしょう。

　一方，細やかなモニタリングが難しい場合はワルファリンを DOAC に切り替えたほうがよいかもしれません。どちらが患者に適切であるかは，さまざまな医療従事者や，患者とその家族も交えて考えることが大切です。

 ## 冒頭症例に対するアプローチ

溝渕MD
「この患者さんは外来フォローするわけだから検査も頻回にできないし，結核の治療が終了するまではいったん DOAC に切り替えようかな」

野崎Ph
「入院ならこまめに症状の確認や PT-INR をチェックすることも可能ですが，外来フォローなら DOAC に変更してもいいですね。Ccr 52.3mL/ 分で，幸い腎機能もそれほど悪くはなさそうですし，

その案に賛成です。抗結核薬の治療終了後にワルファリンに戻すのか，そのまま DOAC を続けるのかは，そのときに患者さんと相談して決めてもいいですね」

溝渕MD

「そうだね。患者さんには，僕からワルファリンから DOAC に替わることを話しておくから相談に乗ってあげてね」

POINT！

・薬剤やサプリメントとの相互作用だけでなく，病態との関連性も考える
・患者の生活背景も考えて最適な薬物療法を考える

●引用文献

1) 和田恭一，他：ワルファリンとリファンピシン併用患者のカルテ調査による相互作用の検討．医療薬学，28：85-90，2002

2) 駒崎義利，他：肺結核に伴った肺血栓塞栓症．結核，86：717-722，2011

199

よくある疑問にサラリと答える！

ここからはじめる抗凝固療法

定価　本体3,100円（税別）

2020年1月25日　発　行

編　著　溝渕 正寛　野﨑 歩

著　者　堀内 望　奥川 寛

発行人　武田 正一郎

発行所　株式会社 じ ほ う

　　　　101-8421　東京都千代田区神田猿楽町1-5-15（猿楽町SSビル）
　　　　電話 編集 03-3233-6361　販売 03-3233-6333
　　　　振替　00190-0-900481
　　　　＜大阪支局＞
　　　　541-0044　大阪市中央区伏見町2-1-1（三井住友銀行高麗橋ビル）
　　　　電話　06-6231-7061

©2020　　　　　　　　　　組版　（株）明昌堂　　印刷　音羽印刷（株）
Printed in Japan

ISBN 978-4-8407-5230-5